ÉCOLE SUPÉRIEURE DE PHARMACIE DE PARIS

DE LA

RESPIRATION VÉGÉTALE

THÈSE

PRÉSENTÉE ET SOUTENUE A L'ÉCOLE SUPÉRIEURE DE PHARMACIE DE PARIS

Le 3 décembre 1872

pour obtenir le titre de pharmacien de première classe

PAR

ALBERT GUILLAUMET

Né à Saint-Dizier (Haute-Marne)

Externe en médecine des hôpitaux de Paris

PARIS

CUSSET ET Cie, IMPRIMEURS DE L'ÉCOLE DE PHARMACIE

RUE RACINE, 26

1872

ÉCOLE SUPÉRIEURE DE PHARMACIE DE PARIS

DE LA

RESPIRATION VÉGÉTALE

THÈSE

PRÉSENTÉE ET SOUTENUE A L'ÉCOLE SUPÉRIEURE DE PHARMACIE DE PARIS

Le 3 décembre 1872

pour obtenir le titre de pharmacien de première classe

PAR

ALBERT GUILLAUMET

Né à Saint-Dizier (Haute-Marne)

Externe en médecine des hôpitaux de Paris

PARIS

CUSSET ET Cᵉ, IMPRIMEURS DE L'ÉCOLE DE PHARMACIE

RUE RACINE, 26

1872

ÉCOLE SUPÉRIEURE DE PHARMACIE.

ADMINISTRATEURS.

MM. Bussy, Directeur.
Buignet, Professeur titulaire.
Milne-Edwards, Professeur titulaire.

PROFESSEUR HONORAIRE.

M. Caventou.

PROFESSEURS :

MM. Bussy	Chimie inorganique
Berthelot	Chimie organique.
Baudrimont. / Chevallier	Pharmacie.
Chatin	Botanique.
A. Milne-Edwards	Zoologie.
Bouis	Toxicologie.
Buignet	Physique.
Planchon	Histoire naturelle des médicaments.

PROFESSEURS DÉLÉGUÉS DE LA FACULTÉ DE MÉDECIN.

MM. Regnault.
Baillon.

AGRÉGÉS.

MM. L. Soubeiran.
Riche.
Bourgoin.

MM. Jungfleisch.
Le Roux.
Marchand.

Nota. *L'École ne prend sous sa responsabilité aucune des opinions émises par les candidats.*

MEIS ET AMICIS.

A M. LE DOCTEUR GUÉNIOT.

Professeur agrégé à la Faculté de médecine de Paris.
Chirurgien de l'hospice des enfants assistés
Licencié ès sciences naturelles

PRÉPARATIONS

Sirop de rathania.

Extrait de gayac.

Tablettes de magnésie.

Vin de gentiane.

Onguent styrax.

Oxyde d'antimoine par précipitation.

Iodure de plomb.

Hypochlorite de soude.

Acide cyanhydrique médicinal.

Brucine.

Ce travail, que je présente à mes juges de l'École supérieure de Pharmacie de Paris pour obtenir le diplôme de pharmacien de première classe, a pour but l'étude de la respiration végétale. Porté par goût vers la connaissance des sciences naturelles, désireux de les étudier plus à fond après l'obtention de mon titre de pharmacien, j'ai pris comme sujet de thèse une question de physiologie végétale. J'espère avoir fait de mon travail le résumé des connaissances actuelles, je serais heureux s'il pouvait servir à quelqu'un de mes collègues qui voudrait connaître entièrement cette question.

Je me suis attaché à indiquer avec soin le nom des auteurs et le titre de l'ouvrage, dans lesquels j'ai trouvé les renseignements dont je me sers et l'endroit précis où ils se trouvent, afin que ceux qui désireraient renouveler les expériences des savants qui se sont occupés de la question que je traite, trouvent dans leurs ouvrages tous les renseignements dont ils pourraient avoir besoin.

Qu'il me soit permis, avant d'aborder l'Étude de mon sujet, de remercier ici tous ceux qui, de près comme de loin, se sont occupés de moi dans le cours de mes études, et en particulier, mon oncle, M. l'abbé Guillaumet, chanoine honoraire du diocèse de Langres, supérieur du collége de l'Immaculée Conception à Saint-Dizier (Haute-Marne).

RESPIRATION VÉGÉTALE.

Qu'entend-on par respiration végétale?

Les physiologistes de ce siècle emploient généralement le mot de respiration, pour désigner les échanges de gaz que l'organisme végétal fait avec l'atmosphère, c'est-à-dire l'absorption de ceux qu'il emprunte à l'enveloppe gazeuse de notre globe et l'expulsion de ceux qu'il y verse à la suite d'élaboration, qui se sont opérées dans la profondeur de ses tissus. Cette manière d'envisager la respiration végétale indique plutôt un ensemble de phénomènes qu'un phénomène unique. Ingenhouz, Julius Sachs, M. Garreau, M. le professeur Baillon (dans ses cours remarquables sur l'organographie et la physiologie végétale, professés au mois de juin 1869 à la Faculté de médecine de Paris), ont distingué dans l'ensemble des faits qu'on réunit habituellement sous la seule désignation de respiration végétale, deux ordres de phénomènes, qui s'exécuteraient simultanément dans plusieurs circonstances. Ces phénomènes, il est vrai, pourraient aussi s'accomplir isolément, l'un consistant en une inspiration d'oxygène atmosphérique et dans un dégagement corrélatif de gaz acide carbonique constituerait seul la respiration, tandis que l'autre, caractérisé par la décomposition à l'intérieur des tissus, sous l'influence de la lumière solaire, de l'acide carbonique absorbé soit dans l'air, soit dans le sol, serait un simple phénomène de nutrition, indépendant de la respiration proprement dite.

Dans le cours de cette thèse, je m'occuperai successivement de ces deux modes de respiration, sans cependant prendre parti pour l'un ou pour l'autre, car je suis encore trop peu avancé dans l'étude des sciences naturelles et de la botanique pour pouvoir juger un problème sur lequel tant d'autres hésitent à donner leur avis, et dont les deux modes de solution ont pour défenseurs des professeurs aussi savants que distingués.

Division du sujet.

Voici quel sera la marche que je suivrai, pour envisager successivement les différentes phases de la question.

1° A Respiration des organes verts ou respiration chlorophylienne.

Historique.

a Respiration des feuilles pendant le jour.

1° Au soleil.

Preuve expérimentale de la décomposition de l'acide carbonique de l'air.

Rapport de l'oxygène exhalé à l'acide carbonique inspiré.

Décomposition du gaz acide par différentes plantes.

2° A l'ombre.

b Respiration des organes verts à l'obscurité.

En résumé : les organes verts sous l'influence de la lumière solaire décomposent l'acide carbonique de l'air et versent l'oxygène dans l'atmosphère. — A l'obscurité ils inspirent de l'oxygène et versent de l'acide carbonique dans l'atmosphère.

B Respiration des organes verts à la lumière solaire, à l'ombre et à l'obscurité.

Respiration des organes verts semblable à la respiration animale, inspiration d'oxygène et expiration d'acide carbonique.

Le phénomène de la décomposition de l'acide carbonique par les feuilles au soleil, de la fixation du carbone dans le tissu du végétal et de l'expiration de l'oxygène, serait un simple phénomène de nutrition.

Comme tendant à le démontrer, je parlerai de la chaleur produite par les végétaux, et de leur phosphorescence.

2° Respiration générale, ses caractères,

Respiration des organes sans chlorophylle,

1° Fleurs,
2° Bourgeons,
3° Embryons en voie de germination,
4° Tiges ligneuses et racines,
5° Phanérogomes sans chlorophylle,
6° Champignons,
7° Fruits.

Accessoirement, je parlerai de la respiration dans des atmosphères sans oxygène, et de la question soulevée par M. Boussingault en 1861 sur la production d'oxyde de carbone par les végétaux.

Je crois, à l'exemple de M. Duchartre, auquel j'ai beaucoup emprunté, tant pour la partie bibliographique que pour la marche à suivre dans cette thèse, devoir abandonner les termes de respiration diurne et de respiration nocturne. En effet, les organes des végétaux, autres que les organes verts, inspirent de l'oxygène et expirent de l'acide carbonique le jour et la nuit, au soleil, à l'obscurité; les organes verts, ainsi que le reconnaissent tous les physiologistes, agissent de même pendant la nuit. D'autre part, la décomposition de l'acide carbonique au soleil par les organes verts, est pour un certain nombre de physiologistes (MM. Garreau, Baillon, etc.) un simple phénomène de nutrition qui masque le dégagement d'acide carbonique par les feuilles à la lumière solaire, mais qui n'en existe pas moins.

I. — A RESPIRATION CHLOROPHYLLIENNE

a. RESPIRATION DES FEUILLES PENDANT LE JOUR — 1° AU SOLEIL.

Historique de la respiration chlorophyllienne.

Un grand nombre de savants, botanistes, physiologistes, chimistes, physiciens, se sont occupés de la respiration des végétaux, soit directement, soit indirectement. Le nombre des mémoires publiés sur ce sujet est assez considérable, et cependant « le rôle des feuilles et des autres organes verts n'a été reconnu qu'à une époque assez peu reculée. Les physiologistes antérieurs au dernier tiers du XVIIIe siècle étaient convaincus que ces parties étaient nécessaires à la vie des plantes, soit comme siége essentiel de la transpiration, soit comme agents d'absorption ; mais ils n'avaient et ne pouvaient même, à cause de l'état des sciences, particulièrement de la chimie à cette époque, avoir aucune idée tant soit peu précise à cet égard. » (Duchartre, *Éléments de botanique*, p. 744).

On lit dans la *Statique des végétaux* de Hales, traduite par Buffon, ouvrage publié en 1779, page 263 : « Les particules dont les feuilles se saisissent, sont sans doute les matériaux dont les principes les plus subtils et les plus raffinés des végétaux sont formés ; car l'air, ce fluide délié est bien plus propre à servir de milieu et de moyens pour combiner et préparer les principes les plus relevés des végétaux, que l'eau, ce fluide grossier, qui n'est que la partie inactive de la séve..... Nous pouvons donc raisonnablement assurer aujourd'hui ce qui avait été soupçonné longtemps auparavant ; savoir, que les feuilles servent aux végétaux comme les poumons aux animaux. » Hales écrivait ceci en 1730.

Bonnet, en 1754, dans son ouvrage : *Recherches sur l'usage des feuilles dans les plantes*, rapporte qu'il plaça des rameaux frais de vigne dans de l'eau. Il remarqua qu'il paraissait au soleil des bulles d'air sur les feuilles et sur les rameaux; que la surface inférieure des feuilles montrait constamment un plus grand nombre de bulles que la surface supérieure ; que toutes ces bulles disparurent après le coucher du soleil. L'eau que Bonnet avait employée pour cette expérience était de l'eau aérée. Même il rapporte qu'il renouvela cette expérience avec de l'eau dans laquelle il souffla de l'air. Il fit ensuite bouillir de l'eau pour chasser l'air qu'elle contenait; puis il y plongea un rameau foliacé et, dit-il, « Je l'y tins en expérience environ deux jours. Le soleil était ardent; je ne vis pourtant paraître aucune bulle. » Il pensa d'abord que ces bulles étaient dues à une sorte de respiration de la plante, puis il abandonna cette opinion, il crut que les bulles de gaz observées par lui sortaient, non des feuilles, mais de l'eau dont elles étaient séparées par ces organes.

J. Priestley, vers 1772, fit observer que le gaz qui se dégage quand on met des feuilles dans de l'eau non aérée, provient bien de ces feuilles, et consiste en oxygène; d'où il pensa que les feuilles améliorent l'état de l'atmosphère, en y versant le gaz qu'on nommait alors air déphlogistiqué ou air vital.

Ingenhouz en 1780 consigna, dans son livre intitulé : « Expériences sur les végétaux, spécialement sur la propriété qu'ils possèdent à un haut degré d'améliorer l'air quand ils sont au soleil, soit de le corrompre la nuit ou lorsqu'ils sont à l'ombre, » le résultat de ses recherches et de ses expériences.

Il constata : 1° que sous l'influence de la lumière solaire, les feuilles plongées dans de l'eau de source améliorent l'air vicié par la respiration, en y versant de l'air déphlogistiqué (oxygène). 2° Il fait remarquer dans la section XIII de la première partie de cet ouvrage « que, si l'on enferme une plante quelconque, dans un bocal plein d'eau et qu'on la laisse pendant l'obscurité de la nuit, soit à l'air libre ou dans la maison, on trouvera qu'elle a donné un peu d'air, mais tout à fait incapable de servir à la respiration, et en général si empoisonné qu'une flamme s'y éteint dans un instant, et qu'un animal y trouverait la mort dans peu de secondes. » Ce qui veut dire que les plantes dégagent la nuit de l'acide carbonique.

Sénebier en 1783 dans son ouvrage intitulé : « Recherches sur l'influence de la lumière solaire pour métamorphoser l'air fixe en air pur par la végétation, » eut le mérite de reconnaître le premier l'origine de l'oxygène dégagé sous l'influence de la lumière solaire; en disant que ce gaz résulte de la décomposition par la plante de l'acide carbonique absorbé dans l'air par les feuilles, ou dans la terre, en dissolution dans l'eau, par les racines.

Nous arrivons ainsi au XIXe siècle et l'état des connaissances sur la respiration végétale s'étend de plus en plus. Th. de Saussure lui fit faire un grand pas,

Les savants illustres qui ont après lui consacré leurs labeurs à l'avancement de ce point de la science, et que j'aurai à citer bien souvent dans la suite de cette thèse sont : MM. Boussingault, Vogel fils et Witwer, Rauwenhoff, Grischow, Garreau, Traube, Julius Sachs, Corenwinder, J. H. et G. Gladstone, Clœz, Duchartre, etc.

Preuve expérimentale de la décomposition de l'acide carbonique de l'air.

Jusqu'à MM. Boussingault, Vogel fils et Witwer, Rauwenhoff, les savants qui avaient voulu prouver l'absorption et la décomposition de l'acide carbonique par les végétaux avaient pris, pour faire ces expériences, des feuilles et des rameaux feuillés fraîchement détachés du végétal; ils avaient placé ces feuilles et ces rameaux dans des flacons remplis d'eau aérée et tenant en dissolution de l'acide carbonique. Dans ce mode d'expérimentation, on s'écarte beaucoup de l'état naturel des choses, et il y a des motifs pour attaquer certaines conclusions étendues de simples fragments de végétaux, à des végétaux vivants tenant au sol et se trouvant dans l'air atmosphérique. Dans ces dernières années, M. Boussingault et les autres savants que je viens de citer ont tenu à faire des expériences à l'abri de toute objection ; ils ont eu recours à des appareils qui leur ont permis d'observer l'action des rameaux feuillés tenant à leur pied et introduits dans des récipients remplis d'air.

La première en date et la plus célèbre des expériences ainsi dirigées, est celle de M. Boussingault. Cet illustre savant rapporte ainsi cette expérience dans son livre de l'*Économie rurale considérée dans ses rapports avec la chimie, la physique et la météorologie* (t. I, p. 61) :

« Dans l'été de 1840, j'ai fait pénétrer dans un ballon de 15 litres de capacité et muni de trois tubulures, un rameau d'une vigne en pleine végétation. La branche introduite portait une vingtaine de feuilles.

« La partie ligneuse de la branche était fixée au moyen d'un manchon en caoutchouc à l'orifice inférieur du ballon. Par la tubulure supérieure entrait un tube effilé destiné à faire communiquer l'intérieur du vase avec l'air extérieur.

« La tubulure latérale communiquait à l'aide d'un tube à un appareil propre à doser avec une grande exactitude l'acide carbonique de l'atmosphère.

« Dans l'expérience dont il s'agit, l'air, avant d'arriver dans l'appareil, passait d'abord dans le grand ballon où vivait le rameau de la vigne. La vitesse de l'air déterminée par celle d'un aspirateur rempli d'eau était de 12 litres par heure.

« Les feuilles étaient exposées au soleil ; l'expérience commençait à onze heures et finissait à trois.

« Dans une observation on trouva, toutes corrections faites, dans l'air atmosphérique qui avait traversé le ballon un volume de 0,0002 de gaz acide carbonique. Au même moment, l'air pris dans la cour où l'appareil fonctionnait en contenait 0,00045.

« Dans une autre expérience l'air, après avoir passé sur les feuilles, renfermait 0,0001 de gaz acide carbonique. L'air de la cour en contenait alors 0,0004 ; ainsi en traversant l'espace où vivait la branche éclairée par la lumière du soleil, l'air se dépouillait des trois quarts de son acide carbonique.

« En faisant fonctionner le même appareil pendant la nuit, on obtint des résultats inverses ; l'air, en traversant le ballon, contenait généralement une quantité d'acide carbonique double de celle que renfermait au même instant l'atmosphère. Dans mon opinion, dit en terminant M. Boussingault, c'est par une semblable méthode que l'on devrait étudier sur les plantes vivantes attenant ensore au sol, les phénomènes généraux de la respiration végétale. »

MM. A. Vogel fils et Witwer firent en Allemagne des expériences d'après une marche analogue. Le résultat de leurs travaux a pour titre : *Ueber den einfluss der vegetation ;* il a été publié dans les *Mémoires de l'Académie de Munich*, tome VI, 1851, pages 265 à 345.

J'en prends l'analyse dans les *Annales des sciences naturelles*, 1851, tome XVI, page 373 et suivantes.

Ces expériences, exécutées dans le laboratoire de l'Académie royale des sciences de Munich, avaient essentiellement un double but :

1° De déterminer la quantité d'acide carbonique renfermée dans l'air atmosphérique en employant les procédés les plus exacts ;

2° La détermination de la quantité d'acide carbonique renfermé dans l'air qui avait été en contact avec la plante.

Pour déterminer la quantité de l'acide carbonique de l'atmosphère, MM. Vogel et Witwer se servirent de l'appareil avec potasse de Liebig, après avoir desséché l'atmosphère par de l'acide sulfurique concentré ; un grand nombre d'essais leur avaient appris que l'emploi de l'acide sulfurique est le meilleur mode pour atteindre ce but.

L'appareil dans lequel se trouvait la plante était à peu près semblable à celui qu'avait employé M. Boussingault. Sur deux petites planches qui étaient ajustées l'une à l'autre, on avait pratiqué à un point de leur jonction deux petites échancrures formant une ouverture, dans laquelle se trouvait la tige de la plante. Dans deux autres ouvertures étaient lutés deux tubes de verre courbés. Sur la surface des planches on avait répandu de la cire fondue pour empêcher la communication avec l'air extérieur. Pendant que la cire était encore liquide on posait sur la surface des planches un récipient de verre d'une capacité de 30,000 cent. cubes. La racine de la plante se trouvait au-dessous du récipient dans un vase de faïence rempli de terre, ce qui donnait l'avantage que la plante restait dans sa position naturelle et qu'on pouvait l'arroser de temps en temps.

La voie qu'avait à parcourir l'air atmosphérique était la suivante : il entrait par l'un des tubes courbés dans le récipient où se trouvait la plante; en sortant, après avoir été entièrement desséché par de l'acide sulfurique, il donnait son acide carbonique dans un tube de Liebig, et sortait enfin par un aspirateur qui déterminait d'une manière exacte la quantité d'air par la quantité d'eau écoulée.

En même temps une expérience fut faite, expérience analogue, mais sans introduire de plante dans le récipient, pour pouvoir comparer toujours la quantité de l'acide carbonique dans l'atmosphère avec la quantité d'acide carbonique qui avait servi à la nutrition de la plante.

Les expériences, qui ont été continuées jour et nuit, n'étaient interrompues que pour quelques instants le matin et le soir pour poser les appareils.

Nous nous bornerons à donner ici les résultats de quelques expériences.

Expérience du 2 au 3 avril. — Neuf jours.

Pendant l'expérience de neuf jours, ont passé 1,144,370 centimètres cubes d'air atmosphérique.

L'air atmosphérique contenait en moyenne sans le contact avec la plante :

Le jour	0,000380	d'acide carbonique.
La nuit.	0,000340	— —

Après le passage sur la plante :

Le jour..	0,000056	d'acide carbonique.
La nuit.	0,000326	— —

La plante s'était emparée par jour de 0gr.,050 = 25,45 centimètres cubes d'acide carbonique.

Expérience du 11 au 13 avril. — Trois jours.

Pour démontrer la grande influence de la lumière sur la végétation, on avait couvert le récipient de verre, dans lequel se trouvait la plante, de sorte que les rayons solaires ne pouvaient y pénétrer. Le résultat de cette expérience fut que les plantes dégagent de l'acide carbonique dans l'obscurité, et que la décomposition de l'acide carbonique par les plantes diminue promptement, tandis que la formation du gaz acide carbonique augmente pendant que la plante se trouve dans l'obscurité.

Les expériences indiquées jusqu'ici étaient faites avec un individu de Viburnum Tinus, qui ne s'était point du tout altéré ; au contraire, il avait acquis de nouvelles pousses, quoiqu'il fût demeuré plus de six semaines dans l'appareil. Mais comme cette plante a des feuilles très-épaisses, nous avons choisi, pour l'expérience suivante, un individu de Pelargonium, qui a les feuilles plus minces et plus molles.

Expérience du 14 au 21 avril. — Six jours.

Pendant l'expérience de six jours, ont passé 1,255,350 centimètres cubes d'air atmosphérique.

L'air atmosphérique contenait :

Le jour.	0,000539 d'acide carbonique.
La nuit.	0,000403 — —

Après le passage sur la plante :

Le jour.	0,000162 d'acide carbonique.
La nuit.	0,000267 — —

La plante s'était emparée par jour de $0^{gr.},11 = 55^{cc},117$ d'acide carbonique. La quantité d'acide carbonique de l'atmosphère s'est trouvée diminuée ici par la végétation de plus de moitié.

Pour terminer ce travail, les physiologistes qui l'avaient entrepris firent des expériences avec une plante en fleur, et pour cela ils choisirent la calceolaria.

Expérience du 28 au 30 mai. — Trois jours.

La plante avait dix-huit fleurs au commencement de l'expérience ; trois fleurs tombèrent pendant l'expérience, mais elles étaient remplacées par trois nouvelles, ce qui prouve que la plante était restée saine.

Les fleurs tombées furent enlevées du récipient le plus tôt possible ; pendant l'expérience de trois jours ont passé sur la plante 319,220 centimètres cubes d'air atmosphérique.

L'atmosphère contenait :

Le jour. . . . . . . 0,000492 d'acide carbonique.
La nuit. . . . . . . 0,000448 — —

Après le passage sur la plante :

Le jour. . . . . . . 0,000273 d'acide carbonique.
La nuit. . . . . . . 0,000366 — —

Ces expériences donnent un résultat semblable à celui qu'obtint M. Boussingault, du moins pour les expériences faites de jour, mais pour les expériences faites de nuit on peut avoir quelques doutes, soit sur la précision des expériences, soit sur l'exactitude des chiffres du mémoire lu à l'Académie de Munich, car je me suis assuré que les chiffres donnés par l'extrait du mémoire publié par les *Annales des sciences naturelles* sont identiques avec ceux publiés dans le mémoire original. Dans ces expériences, la quantité d'acide carbonique indiquée dans l'air est supérieure à la quantité trouvée dans ce même air lorsqu'il a traversé le ballon où la plante était enfermée ; il y aurait donc eu, même pendant la nuit, absorption d'acide carbonique et non dégagement de ce gaz. Cependant les auteurs admettent, comme tous les physiologistes qui les ont précédés, que dans l'obscurité les plantes produisent de l'acide carbonique. Il y a là une contradiction évidente qui fait naître des doutes sur l'exactitude, soit des chiffres, soit des expériences de la nuit, et qui de là rejaillit sur les expériences de jour, qui cependant donnent un résultat semblable à celui qu'obtint M. Boussingault.

Rapport de l'oxygène exhalé à l'acide carbonique inspiré.

Les recherches sur le rapport de l'oxygène exhalé à l'acide carbonique inspiré ont été faites dans deux conditions différentes : 1° dans de l'air additionné de gaz acide carbonique ; 2° dans de l'air normal, c'est-à-dire tel qu'il se trouve dans l'atmosphère ne contenant que 4 à 6 dix-millièmes de ce même gaz.

1° Dans de l'air additionné artificiellement d'acide carbonique.

Théodore de Saussure fit dans de l'air additionné de 7 et jusqu'à 10 centièmes de son volume de gaz acide carbonique, des expériences remarquables par lesquelles il démontra la décomposition de ce gaz par les organes verts au soleil.

Ce savant fit cinq expériences successives. La première sur la pervenche (*vinca major*, L) ; la deuxième sur la menthe aquatique (*mentha aquatica*, L) ; la troisième sur le salicaire (*lythrum salicaria*, L) ; la quatrième sur le pin de Genève ; enfin la cinquième sur la tige largement aplatie et presque foliacée de la raquette (*opuntia vulgaris*, Mill.). Je citerai la première expérience et j'analyserai les autres.

Première expérience sur la pervenche (vinca major, L).

« J'ai composé, rapporte cet illustre savant, avec du gaz acide carbonique et de l'air commun où l'endiomètre à phosphore indiquait 21/100 de gaz oxygène, une atmosphère artificielle qui occupait $5^{lit},746$; l'eau de chaux y dénonçait 7 centièmes 1/2 de gaz acide carbonique. Le mélange aériforme était renfermé dans un récipient fermé par du mercure humecté, ou recouvert d'une très-mince couche d'eau pour empêcher le contact de ce métal avec l'air qui environnait les plantes ; car j'ai bien constaté que ce contact ainsi que l'ont annoncé les chimistes hollandais est nuisible à la végétation dans des expériences prolongées. J'ai introduit sous le récipient 7 plantes de pervenche hautes de 2 décimètres, elles déplaçaient en tout 10 centimètres cubes : leurs racines plongeaient dans un vase séparé qui contenait 15 centimètres cubes d'eau ; la quantité de ce liquide sous le récipient était insuffisante pour absorber une quantité sensible de gaz acide, surtout à la température du lieu qui n'était jamais moindre que 17 degrés Réaumur.

« Cet appareil a été exposé pendant six jours de suite, depuis cinq heures du matin jusqu'à onze heures, aux rayons du soleil, affaiblis toutefois lorsqu'ils avaient trop d'intensité. Le septième jour j'ai retiré les plantes qui n'avaient point subi la moindre altération. Leur atmosphère, toute correction faite n'avait pas changé de volume, du moins autant qu'on peut en juger dans un récipient de 1,3 décimètres de diamètre, où une différence de 20 centimètres cubes n'est pas appréciable ; mais l'erreur ne peut aller au delà.

« L'eau de chaux n'y a plus démontré de gaz acide carbonique : l'eudiomètre y a indiqué 24 centièmes 1/2 de gaz oxygène. J'ai établi un appareil semblable avec de l'air atmosphérique pur, et le même nombre de plantes à la même exposition ; celui-ci n'a changé ni en pureté ni en volume.

« Il résulte des observations eudiométriques énoncées ci-dessus que le mélange d'air commun et d'acide contenait avant l'expérience :

4,199	cent. cubes	de gaz	azote.
1,116	—	—	oxygène.
431	—	—	acide carbonique.
5,746			

« Le même air contenait après l'expérience :

4,338	cent. cubes	de gaz	azote.
1,408	—	—	oxygène.
0	—	—	acide carbonique.
5,746			

« Les pervenches ont donc élaboré, ou fait disparaître 431 centimètres cubes de gaz acide carbonique. Si elles en eussent éliminé tout le gaz oxygène, elles en auraient produit un volume égal à celui du gaz acide qui a disparu ; mais elles n'ont dégagé que 292 centimètres cubes de gaz oxygène ; elles se sont donc assimilé 139 centimètres cubes de gaz oxygène dans la décomposition du gaz acide et elles ont produit 139 centimètres cubes de gaz azote.

« Une expérience comparative m'a prouvé que les sept plantes de pervenche que j'avais employées pesaient sèches, avant la décomposition du gaz acide 2,707 grammes, et qu'elles fournissaient par a carbonisation au feu en vase clos 528 milligrammes de charbon. Les plantes qui avaient décomposé le gaz acide ont été séchées et carbonisées par le même procédé et elles ont fourni 649 milligrammes de charbon.

« J'ai fait également carboniser les pervenches qui avait végété dans l'air atmosphérique dépouillé de gaz acide et j'ai trouvé que la proportion de leur carbone avait plutôt diminué qu'augmenté pendant leur séjour sous le récipient. »

Deuxième expérience : sur la menthe aquatique.

« Deux plantes de menthe, hautes chacune de 3,5 décimètres, ayant 10 cent. cubes de volume, plongeaient dans 6,5 litres d'air additionné de 7 1/4 centièmes de gaz acide carbonique. Au bout de dix jours, les plantes s'étaient allongées d'un décimètre, le volume de leur atmosphère n'avait pas changé, il renfermait encore 2 1/2 centièmes d'acide carbonique. Après la soustraction de ce dernier, cette atmosphère contenait 23 1/2 centièmes d'oxygène.

« Dans cette épreuve, les menthes ont donc fait disparaître 309 cent. cubes d'acide carbonique, 224 cent. cubes d'oxygène sont apparus ; il y a donc eu 86 cent. cubes d'oxygène absorbé.

« Par la calcination, de Saussure constata que ces plantes avaient augmenté leur quantité de charbon.

« Dans la troisième expérience faite sur la salicaire (*lythrum salicaria*) d'une façon identique, 149 cent. cubes d'acide carbonique disparurent, 121 cent. cubes d'oxygène et 21 cent. cubes d'azote, apparurent.

« Dans la quatrième expérience faite sur le pin de Genève 306 cent. cubes d'acide carbonique disparurent, 246 cent. cubes d'oxygène et 20 cent. cubes d'azote apparurent.

« Dans la cinquième expérience faite sur la raquette (*opuntia vulgaris*, Mill.) 184 cent. cubes d'acide carbonique disparurent, 126 cent. cubes d'oxygène et 57 cent. cubes d'azote apparurent. »

L'illustre savant genévois conclut de tous ces résultats identiques que les plantes, en décomposant l'acide carbonique, s'assimilent une partie de l'oxygène qui y était contenu en même temps qu'elles en fixent le carbone.

Ces expériences sont rapportées dans l'ouvrage de Th. de Saussure intitulé *Recherches chimiques sur la végétation*, paru en 1804.

M. Boussingault dans le tome 53e des *Comptes rendus des séances de l'Académie des sciences*, 1861, conteste les résultats des expériences de Th. de Saussure.

« Il plane » dit-il, page 863 « sur l'exactitude des expériences que je viens de citer un doute regrettable, fondé sur l'apparition constante du gaz azote, et cela en quantité considérable ; 323 cent. cubes pour 1.379 cent. cubes d'acide carbonique disparu, volume d'azote qui représente à très-peu près le volume d'oxygène que les plantes auraient assimilé ; de sorte que si l'on suppose que par suite d'une disposition vicieuse des appareils, il y a eu diffusion lente entre l'air confiné et l'air extérieur, on tire une conclusion tout opposée à celle que l'on a déduite, puisqu'alors le gaz acide carbonique aurait fourni un volume d'oxygène égal à son volume initial. » Ce chimiste trouve que la quantité d'azote indiquée par Th. de Saussure surpasserait la proportion de ce corps simple contenue dans les tissus de la plante au commencement de l'observation.

Divers expérimentateurs, MM. Daubeny, Drapper, Cloez et Gratiolet, reprirent avec tous les soins désirables les expériences de de Saussure.

M. Daubeny a publié dans les *Transactions philosophiques* (*Philosophical transactions of the royal Society of London*), année 1836, le résultat de ses nombreuses expériences, et il constate : 1° qu'il n'a jamais obtenu l'oxygène exhalé par les végétaux sur lesquels il expérimentait, exempt d'azote ; 2° que l'acte de la décomposition du gaz acide carbonique est dû à la lumière solaire.

M. Drapper, professeur de chimie à l'Université de New-York, expérimentant au moyen du *pinus tæda* et du *poa annua*, remarqua que dans 100 parties du gaz élaboré par les végétaux, il n'y avait pas moins de 22 à 49 parties d'azote.

MM. Cloez et Gratiolet ont fait des recherches sur la décomposition de l'acide carbonique par les végétaux aquatiques, le résultat de leurs travaux est consigné dans les *Annales de chimie et de physique*, 3e série, tome XXXII, p. 41. Il résulte de leurs recherches faites avec beaucoup de soins et d'habileté, sur le *potamogeton perfoliatum* plongé dans l'eau préalablement privée d'air par l'ébullition et légèrement imprégnée d'acide carbonique, qu'il se trouvât toujours de l'azote dans le gaz recueilli, que cependant la quantité de cet azote diminuât graduellement depuis le premier jusqu'au huitième jour. Ainsi, le premier jour il y eut, pour 100 parties 84,30 d'oxygène et 15,70 d'azote, le huitième jour pour 100 parties, il y eut 97,10 d'oxygène et seulement 2.90 d'azote. Comme on le voit, l'expérience dura huit jours. On pouvait remplacer l'acide carbonique au fur et à mesure qu'il était décomposé par le végétal; chaque jour on recueillait pour l'analyser le gaz dégagé par l'action de la lumière.

M. Boussingault fit lui-même des expériences pour s'assurer si réellement il se produisait de l'azote, pendant la décomposition de l'acide carbonique par les feuilles sous l'influence de la lumière solaire. Cet habile chimiste employa d'abord l'eau bouillie chargée d'acide carbonique comme MM. Cloez et Gratiolet, tandis que Th. de Saussure employait l'air. Mais il s'assura bien vite, en voyant que le résultat de ses expériences était identique avec celui de MM. Cloez et Gratiolet, que ce moyen était défectueux; alors il employa une autre méthode : il enleva les gaz contenus dans l'eau et dans les feuilles au moyen de l'ébullition dans le vide. Dans vingt-cinq expériences faites avec tout le soin que ce chimiste put y apporter, il constata toujours l'apparition du gaz azote, mais en quantité bien moins considérable, 1 cent. cube pour 100 cent. cubes d'oxygène apparu.

Dans ces vingt-cinq expériences, M. Boussingault a reconnu que le rapport entre l'acide carbonique expiré et l'oxygène exhalé est sujet à varier; huit lui ont donné un volume d'oxygène exhalé un peu plus grand que celui de l'acide carbonique inspiré, le contraire a eu lieu dans les autres observations. Il paraît donc qu'en général un peu d'oxygène du gaz acide reste dans l'organisme.

2° Dans l'air atmosphérique normal.

On peut être autorisé à croire, avec MM. Vogel fils et Witwer, que les plantes qui ont leurs organes verts flottant dans l'atmosphère, plantes vivant dans les conditions ordinaires, exhalent une quantité d'oxygène plus grande que celle que renfermait l'acide carbonique gazeux emprunté par ces organes verts à l'atmosphère. La cause de cette quantité plus considérable d'oxygène exhalé tient à ce que les organes verts décomposent en même temps que l'acide carbonique inspiré, l'acide carbonique qui est entré dans la plante en dissolution dans l'eau absorbée par les racines,

M. Unger dans *Anatomie und physiologie*, ouvrage paru en 1855, parlant page 338 des travaux de M. Boussingault et des travaux de M. Liebig, qui dit que les plantes empruntent leur carbone exclusivement à l'atmosphère, démontre que les plantes de cette façon ne fixeraient qu'une quantité de carbone beaucoup plus faible pour fournir à leur développement.

« En effet, dit-il, dans cette expérience une branche de vigne portant une vingtaine de feuilles, n'a pris en quatre heures que 12 cent. cubes d'acide carbonique pesant 0gr,0236. Pendant douze heures de jour, en supposant que les circonstances fussent restées toujours également favorables, elle aurait pris 0gr,0718, et en six mois ou pendant tout le temps favorable de sa végétation 6266,4 cent. cubes ou 12gr,3237 qui contiennent 3gr,3838 de carbone. Évidemment cette quantité de carbone serait trop faible pour fournir au développement d'une branche de vigne. »

Ce physiologiste a fait des expériences ayant pour but de rechercher la quantité de carbone que les plantes peuvent gagner soit par la respiration et l'absorption, soit uniquement par la respiration de leurs organes verts.

Le récit de ces expériences se trouve dans *Anatomie und physiologie*, p. 339; j'en prends la traduction dans les *Éléments de botanique* de M. Duchartre.

Au commencement d'avril 1853, M. Unger déplanta cinq jeunes arbres (deux peupliers, un tilleul, un hêtre, un noisetier), qu'il pesa aussitôt et qu'il replanta sans retard dans une bonne terre de jardin. Pendant l'année il compta et mesura toutes les feuilles. Le 3 avril 1854 il déplanta de nouveau avec le plus grand soin ces mêmes arbres qui avaient végété avec vigueur, et il les pesa pour reconnaître de combien leur poids s'était augmenté ; puis il déduisit de cette augmentation totale celle qui devait provenir du carbone. Il trouva ainsi que les deux peupliers, par exemple, ayant gagné en carbone, l'un 303 grammes, l'autre 202 grammes, on pouvait attribuer à l'acide carbonique de l'air réduit par les feuilles 19gr,7 pour le premier, 16gr,8 pour le second.

Ces nombres sont-ils exacts? M. Corenwinder ne le pense pas. En tout cas s'ils l'étaient, les racines amèneraient dans la plante une quantité de carbone considérable; le savant que je viens de nommer a fait des expériences qui tendent à prouver que l'acide carbonique de l'air fournit plus de carbone aux végétaux que ne le pense le physiologiste allemand M. Unger.

Décomposition du gaz acide par différentes plantes.

« Toutes les espèces de feuilles, » dit Th. de Saussure dans ses *Recherches chimiques sur la végétation*, p. 57, « n'ont pas au même degré la propriété de décomposer le gaz acide carbonique. Le *lythrum salicaria* a pu, dans plusieurs circonstances, en décomposer dans un jour jusqu'à sept ou huit fois son volume. Le *cactus opuntia* (*opuntia vulgaris*, Mill) et d'autres plantes grasses n'ont pu en décomposer que la cinquième ou la dixième partie de cette quantité. Sans vouloir assigner toutes les causes de ces différences, je remarquerai que les parties vertes décomposent le gaz acide en raison de leur surface, mais presque point en raison de leur volume. Les feuilles très-minces, celles qui sont laciniées et qui ne présentent que des fils, sont celles qui, dans des circonstances égales, décomposent le plus de gaz acide. Les plantes charnues, les tiges, les fruits qui offrent peu de surface, en décomposent sous le même volume beaucoup moins. »

2° *Respiration des feuilles à l'ombre.*

La respiration des feuilles à l'ombre est une question controversée; des physiologistes d'un grand mérite, des chimistes distingués pensent, et ils s'appuient sur des expériences, que les feuilles absorbent de l'acide carbonique et dégagent de l'oxygène à l'ombre, mais que la quantité d'acide carbonique inspiré, partant la quantité d'oxygène exhalé, est moindre, mais sans cesser néanmoins. D'autres botanistes ont dit avoir vu l'ombre amener un dégagement d'acide carbonique en place d'oxygène, et les feuilles, dans ces conditions, inspirer ce dernier gaz.

Les auteurs des expériences les plus remarquables sur la question de la respiration des feuilles à l'ombre sont MM. Th. de Saussure, Grischow et Duchartre.

Th. de Saussure dit, page 54 de ses *Recherches chimiques* : « Il est très probable que les plantes décomposent dans l'air atmosphérique, sans l'intervention de la lumière, une partie du gaz acide carbonique qu'elles forment elles-mêmes avec le gaz oxygène environnant. Mais cet effet ne peut point être démontré directement. J'ai vu des plantes marécageuses, telles que le *polygonum persicaria* et le *lythrum salicaria*, répandre du gaz oxygène dans une atmosphère de gaz azote à une lumière faible et diffuse; elles n'ont jamais produit cet effet dans une obscurité parfaite. »

M. Duchartre a présenté, en 1856, un mémoire à l'Académie des sciences ayant pour titre : *Recherches expérimentales sur la végétation.* Ce mémoire a été publié dans les *Comptes rendus*, tome XLII, pages 37-39. Le but des expériences de ce savant professeur était de constater : 1° l'influence de la lumière diurne sur la respiration des plantes; 2° le rapport entre la quantité de gaz dégagée par les feuilles pendant le jour et le nombre ainsi que la grandeur des stigmates; 3° l'influence de l'âge des feuilles sur la quantité d'oxygène dégagée à la lumière; 4° la respiration des feuilles flottantes.

Ces expériences ont été faites avec tout le soin désirable, et le savant distingué qui les a entreprises ayant tout fait pour les mettre à l'abri de causes d'erreur, je crois bien faire en citant textuellement le mémoire lu à l'Académie des sciences :

« Ces recherches ont été faites dans le but d'étudier plusieurs questions d'un haut intérêt, que soulève l'histoire physiologique de la respiration végetale. Elles ont porté sur un grand nombre d'espèces, parmi lesquelles l'auteur en a choisi quarante qui appartiennent aux différentes catégories des plantes herbacées annuelles, bisannuelles et vivaces, terrestres et aquatiques, à feuilles minces et charnues, ainsi qu'à celles des végétaux ligneux, sous-arbrisseaux, arbrisseaux et arbres, soit feuillus, soit résineux ou conifères. Elles ont été faites : 1° en variant l'intensité lumineuse, et pour cela en mettant les plantes simultanément les unes au soleil, d'autres à une ombre complète, d'autres enfin de même espèce et semblables aux premières derrière des écrans d'opacité différente; 2° en tenant compte des températures dans ces différentes circonstances; 3° en relevant pour chaque espèce l'étendue de la surface des feuilles, la répartition, le nombre et la grandeur de leurs stomates; 4° dans quelques cas particuliers, en opérant comparativement sur des feuilles jeunes, les autres adultes; 5° en essayant la richesse en oxygène des gaz dégagés.

Voici un aperçu des principaux résultats qu'ont donnés ces expériences :

I. *Influence de l'intensité de la lumière diurne sur la respiration des plantes.* — Les physiologistes ont généralement admis, jusqu'à ce jour, la nécessité de la lumière directe du soleil, pour la décomposition de l'acide carbonique et le dégagement de l'oxygène, ou du moins d'un air fortement oxygéné par les organes foliacés. MM. Ingenhousz, Sénebier, Grischow, Unger, se sont exprimés d'une manière formelle à ce sujet. Cependant des faits nombreux rapportés dans son mémoire l'auteur croit pouvoir déduire les conclusions suivantes :

1° Le dégagement d'un gaz fortement oxygéné par les feuilles s'opère pendant le jour, non-seulement à la lumière directe du soleil, mais encore derrière des écrans verticaux formés avec des tissus plus ou moins serrés, même à l'ombre portée par des murs et sous un feuillage touffu.

2° La quantité de gaz dégagé est proportionnelle à l'intensité de la lumière; elle devient ainsi peu considérable à l'ombre.

3° Le gaz dégagé dans cette dernière circonstance est rarement assez riche en oxygène pour rallumer et faire brûler avec une flamme vive une allumette simplement rouge de feu à son extrémité.

4° Les plantes qui croissent ordinairement à l'ombre paraissent être moins sensibles que les autres à la privation de la lumière directe.

5° Les conifères se trouvent à peu près dans le même cas.

II. *Rapport entre la quantité de gaz dégagé par les feuilles pendant le jour et le nombre ainsi que la grandeur des stomates.* — Après avoir pensé longtemps que les stomates avaient pour destination spéciale de servir à l'exhalation aqueuse ou à la transpiration, on en est généralement venu, de nos jours, à leur attribuer un autre rôle, et à les regarder comme les ouvertures par lesquelles passent les matières gazeuses de la respiration des plantes. Pour permettre de juger si cette dernière théorie est rigoureusement exacte et si les stomates sont la seule voie respiratoire que possèdent les feuilles, l'auteur donne un tableau dans lequel il met en regard, d'un côté les quantités de gaz dégagées par trente espèces de plantes au soleil, ramenées à une unité de surface foliaire pourvue de ces petits organes, égale à un décimètre carré, et à un intervalle d'une heure pris pour unité de temps; d'un autre côté, le nombre des stomates que portent les feuilles de ces diverses plantes ainsi que leur grandeur. La comparaison et la discussion de ces différentes données l'amènent à conclure :

1° Qu'il n'existe pas de relation fixe entre le nombre ni la grandeur des stomates et les quantités de gaz dégagées au soleil par les plantes des différentes catégories;

2° Que dans certains cas, comme pour les arbres dont les feuilles ont un tissu sec et coriace, il y a rapport inverse entre le nombre considérable des stomates et la faiblesse du dégagement gazeux;

3° Qu'outre les stomates, on doit regarder comme intervenant dans l'accomplissement des phénomènes respiratoires les cellules de l'épiderme. Cette dernière conclusion est directement appuyée par ce fait, qu'on voit sortir de ces cellules sous l'eau, une quantité très-appréciable et souvent même considérable de gaz, à la face supérieure de feuilles qui ne sont pourvues de stomates qu'à la face inférieure.

III. *Influence de l'âge des feuilles sur la quantité d'oxygène dégagée à la lumière.* — Divers physiologistes ont admis que les feuilles jaunes ne dégagent pas du tout d'oxygène à la lumière ou n'en produisent qu'une très-faible quantité. Les expériences de l'auteur lui semblent, au contraire, établir que si cette idée est applicable aux feuilles formées, même à l'état adulte, d'un tissu mince et herbacé, elle ne l'est pas à celles qui deviennent sèches et coriaces à l'état de développement complet ; que celles-ci dégagent, dans leur jeunesse, une assez forte proportion de gaz à la lumière solaire ; que par conséquent elles décomposent une quantité proportionnellement considérable d'acide carbonique, fait qui du reste semble pouvoir expliquer la consolidation rapide de leur tissu, dont il serait difficile de se rendre compte autrement.

IV. *Respiration par les feuilles flottantes.* — Contrairement à ce qui a été professé par plusieurs physiologistes, les feuilles des plantes aquatiques qui flottent à la surface de l'eau, dégagent à la lumière un gaz fortement oxygéné, non-seulement par leur face supérieure pourvue de stomates et en contact avec l'air, mais encore par leur face inférieure qui est habituellement en rapport avec l'eau et qui se montre généralement privée de ces petits appareils.

Grischow, dans le récit de son expérience si souvent citée sur deux branches de cheiranthus incanus, expérience qui dura quatorze heures, a vu l'ombre amener un dégagement d'acide carbonique en place d'oxygène et la plante inspirer ce dernier gaz, mais malheureusement Grischow n'indique pas le moment de la journée où il a opéré. (*Physikalisch chemische Untersuchungen uber die Atmungen*, etc., in-8° de XIV et 225 pages. Leipzig, 1819.)

b. RESPIRATION DES ORGANES VERTS A L'OBSCURITÉ.

Un phénomène inverse de celui que je viens de décrire constitue la respiration des feuilles et des autres organes verts la nuit, à l'obscurité, ou du moins à une lumière très-affaiblie. Sur ce mode de respiration, tous les physiologistes sont d'accord et reconnaissent que dans ces conditions les plantes inspirent de l'oxygène et exhalent de l'acide carbonique. Certains auteurs tirent de ce cas particulier, une désignation spéciale, donnent à ce mode de respiration le nom de respiration nocturne qui est peu convenable, car il ne rappelle qu'une partie très-restreinte d'un phénomène commun à tout le règne végétal.

Lorsque les parties vertes des végétaux respirent de cette façon pendant un certain temps par suite de leur séjour à l'obscurité, elles ne produisent plus de chlorophylle et ne consolident plus leurs tissus. Ne transpirant pas, elles deviennent aqueuses, molles, pâles, peu savoureuses, en un mot elles s'étiolent.

L'énergie de cet acte respiratoire qui s'accomplit dans les feuilles est sujet à de grandes variations, d'une plante à une autre, les causes de ces variations sont la texture et l'épaisseur des organes. Th. de Saussure, en 1804, consigne dans un tableau le résultat de ses expériences sur 57 espèces de plantes. Il a reconnu que les plantes grasses consomment moins de gaz oxygène que les autres, et dégagent également moins d'acide carbonique : que celles qui au contraire occupent le plus haut degré de l'échelle sous ces deux rapports, sont celles des arbres dépouillés en hiver, que les arbres toujours verts sont inférieurs à ces derniers ; enfin que parmi les herbes, celles des marais ou des eaux le cèdent notablement à celles qui croissent sur la terre sèche. Les nombres extrêmes sont fournis, d'un côté par l'abricotier et le hêtre, dont les feuilles ont consommé huit fois leur volume d'oxygène pendant 24 heures d'obscurité, et de l'autre par l'agave americana (plante grasse) et l'alisma plantago (plante de marais) qui n'en ont pris la première que 0,8 de son volume, la dernière que 0,7 pendant le même espace de temps. M. Boussingault, dans un mémoire sur les fonctions des feuilles et sur leur respiration, publié dans les comptes rendus de l'Académie des sciences, relate diverses expériences faites par lui pour se rendre compte de la proportion d'oxygène absorbé et d'acide carbonique dégagé par centimètre carré des feuilles du *nerium oleander*, L. Je citerai une de ces expériences faite le 31 juillet 1865.

Une feuille de 40 centimètres a été placée, dans de l'air, à l'obscurité pendant vingt-quatre heures, à la température de 22 degrés.

Avant l'exposition : air. . . . 85^{cc},8 ; acide carbonique. . 0^{cc},0 ;
oxygène. 18^{cc} ; azote. . . . . 67^{cc},8 ;
Après l'exposition : air. . . . 85^{cc},5 ; acide carbonique. . 8^{cc},1 ;
oxygène. 9^{cc},6 ; azote. . . . . 67^{cc},8 ;
Différence : air — 0^{cc},3 ; acide carbonique + 8^{cc},1 ;
oxygène — 8^{cc},4 ; azote 0^{cc},0.

En vingt-quatre heures un centimètre carré a formé 0$^{c.c.}$,203 d'acide carbonique, en faisant disparaître 0$^{c.c.}$,21 d'oxygène.

Ce savant a en outre constaté un fait important pour l'explication de l'accroissement des plantes et de leur rôle dans la nature. C'est que, à surfaces égales et pour des temps égaux, une feuille décompose beaucoup plus d'acide carbonique à la lumière qu'elle n'en forme dans l'obscurité. Dix-huit expériences faites par ce chimiste dans des atmosphères riches en acide carbonique, ont montré qu'au soleïl un mètre carré de feuilles de nerium décompose en moyenne 1$^{lit.}$,108 d'acide carbonique par heure ; à l'obscurité cette même surface n'a formé en moyenne que 0$^{lit.}$,7, c'est-à-dire près de seize fois moins par heure du même gaz.

MM. Vogel et Witwer, avant M. Boussingault, avaient remarqué la différence qui existe entre la quantité d'acide carbonique décomposée à la lumière solaire et la quantité d'acide carbonique exhalée par la respiration nocturne. Dans une de leurs expériences, la quantité d'acide carbonique décomposée par les feuilles pendant le jour avait été de 24 cent. cubes. La quantité d'acide carbonique exhalée par ces mêmes organes pendant la nuit fut seulement de 2 cent. cubes ; d'où différence entre la quantité d'acide carbonique réduite et la quantité de ce gaz acide exhalée, 22 cent. cubes en faveur de la réduction.

Cette différence est si grande que M. Corenwinder faisant des expériences sur l'assimilation du carbone par les feuilles des végétaux (mémoire publié dans les *Annales de chimie et de physique*, en 1858, tome LIV), et cherchant le rapport qui existe entre l'assimilation diurne et l'expiration nocturne, conclut que :

La quantite d'acide carbonique décomposée pendant le jour au soleil, par les feuilles des plantes, est beaucoup plus considérable que celle qui est exhalée par elle pendant toute la nuit, le matin il leur suffit souvent de trente minutes d'insolation, pour récupérer de ce qu'elles peuvent avoir perdu dans l'obscurité.

La température est une des causes qui peuvent le plus faire varier l'intensité des phénomènes respiratoires chez les végétaux. Si la température s'élève, l'activité de la respiration augmente. D'un autre côté, une même feuille ne respire pas avec la même énergie aux différents moments de son existence ; jeune, elle prend plus d'oxygène qu'elle ne le fera lorsqu'elle sera parvenue à l'âge adulte et surtout lorsque arrivera la fin de sa période végétative.

B. RESPIRATION DES ORGANES VERTS

A LA LUMIÈRE SOLAIRE, A L'OMBRE ET A L'OBSCURITÉ.

Respiration des organes verts semblable à la respiration animale, inspiration d'oxygène et expiration d'acide carbonique. — Le phénomène de la décomposition de l'acide carbonique par les feuilles au soleil, de la fixation du carbone dans le tissu du végétal et de l'expiration de l'oxygène serait un simple phénomène de nutrition.

La respiration chlorophyllienne dont je viens de parler, constitue aux yeux de beaucoup de savants modernes un phénomène de nutrition. Des expériences ont été établies par certains d'entre eux, en vue de prouver que les organes verts, même à la lumière solaire, inspirent de l'oxygène et expirent de l'acide carbonique, qui à son tour est décomposé sous l'influence de cette même lumière solaire dans l'intérieur des tissus du végétal. Ce mode respiratoire est opposé de tout point à la respiration des organes verts telle que je viens de la rapporter et telle que l'admettent bon nombre de physiologistes. Cette respiration des organes verts serait la même la nuit comme le jour, tandis que la première est différente ; elle aurait pour résultat général de vicier l'air, tandis que la première l'assainirait ; elle déterminerait dans la plante une perte de substance, tandis que l'autre aurait pour effet un dépôt de carbone, c'est-à-dire une augmentation de la manière du végétal.

Une des grandes preuves à l'appui de cette opinion, et que font valoir les physiologistes qui la défendent, est que tous les autres organes végétaux ne contenant pas de chlorophylle, respirent, comme je le démontrerai plus loin, en inspirant de l'oxygène et expirant de l'acide carbonique. Les choses se passent de même dans les feuilles colorées ou ne contenant pas de chlorophylle, les bourgeons, les jeunes pousses. Pourquoi ce phénomène ne s'accomplirait-il pas d'une façon identique pour les organes verts des végétaux et ne pourrait-il pas être masqué par un phénomène de nutrition s'accomplissant d'une façon plus active?

En 1851, M. Garreau a publié dans le tome XV des *Annales des sciences naturelles*, un premier mémoire contenant le résultat de ses expériences et de ses recherches. Dans cette publication, il tend à démontrer que les plantes, inspirent de l'oxygène le jour à l'ombre et par des temps sombres, et produisent de l'acide carbonique qui est partiellement expiré; que l'acte respiratoire des plantes a pour résultat final appréciable, d'enlever du carbone à quelques-unes de leurs parties pour le rendre à d'autres, et d'élever la température.

Dans un second mémoire publié la même année, dans le tome XVI des mêmes annales, M. Garreau va plus loin, il constate l'expiration de l'acide carbonique par les feuilles sous l'influence de la lumière solaire ; il constate que cet acide carbonique expiré est réduit pendant le jour, à mesure qu'il s'échappe de la plante, si celle-ci respire dans une atmosphère limitée.

Les moyens d'expérimentation de M. Garreau étaient très-simples, ils consistaient à faire respirer les rameaux verts et feuillés tenant aux plantes en pleine terre, dans l'atmosphère limitée, mais assez spacieuse, d'un flacon garni dans son fond d'une solution aqueuse de baryte. L'appareil était composé d'un flacon à goulot renversé de 6,000 cent. cubes de capacité, dont le col assez large pour permettre l'introduction d'un rameau feuillé sans le froisser, recevait un bouchon muni d'une cannelure formant une ouverture dans laquelle le rameau feuillé était fixé lors de la fermeture du vase.

Ce bouchon exempt de pores, portait à son centre un tube de sûreté servant à introduire la base dissoute destinée à la fixation de l'acide carbonique, base qui était la baryte en solution. Ce tube servait aussi à empêcher la raréfaction de l'air, sans cesse occasionnée par la formation du gaz acide et sa fixation. L'eau de baryte a été préférée à l'eau de chaux, parce que son carbonate est plus insoluble.

Dans toutes les expériences qui ont été faites d'après ce procédé, les parties herbacées étaient toujours fraîches et vigoureuses et rarement leur volume dépassait 1/300 de celui de l'atmosphère confinée dans laquelle elles respiraient. Après six heures d'exposition au soleil, le rameau était détaché de la plante, et l'eau de baryte agitée, de manière à fixer les dernières parties du gaz acide mêlées à l'atmosphère.

Cette eau chargée de carbonate en suspension était ensuite recueillie dans un entonnoir fermé à robinet, et le dépôt formé introduit dans un tube gradué. On le décomposait sur le mercure par l'acide citrique. Ce dernier acide a été préféré à l'acide tartrique, parce qu'il forme un sel soluble et dès lors agit plus efficacement sur le carbonate.

Voici quelques-uns des résultats obtenus par M. Garreau, cherchant à constater l'expiration de l'acide carbonique par les feuilles, l'atmosphère limitée étant de 6 litres, le poids de l'eau de baryte toujours 100 gr., la température prise à l'ombre.

Le 24 août 1851, M. Garreau expérimenta sur le *fagopyrum cymosum*. La plante pesait 15 gr., la température était de 25°, l'expérience dura douze heures ; il y eut 30 cent. cubes d'acide carbonique expiré. La plante resta six heures au soleil.

Le 25 août, il prit un *ficus carica*, pesant 30 gr., température 24°, l'expérience dura douze heures; il y eut 24 cent. cubes d'acide carbonique expiré. La plante resta six heures au soleil.

Le 3 août. Un *asclepias cornuti*, pesant 26 gr., température 22°, durée de l'expérience, douze heures; expiration d'acide carbonique 36 cent. cubes. La plante resta six heures au soleil.

Le 4 août. Un *glycyrrhiza echinata*, pesant 10 gr., température 22°, durée de l'expérience, six heures; expiration d'acide carbonique 8 cent. cubes. La plante resta trois heures au soleil.

Le 29 juillet. Un *kitaibelia vitifolia*, pesant 19 gr., température 20°, durée de l'expérience, trois heures; expiration d'acide carbonique 16 cent. cubes. La plante resta trois heures au soleil.

Le 29 juillet. Un *syringa vulgaris*, pesant 19 gr., température 20°, durée de l'expérience trois heures; expiration d'acide carbonique 10 cent. cubes. La plante resta trois heures au soleil.

M. Garreau continue ainsi : « Le fait de l'expiration de l'acide carbonique sous l'influence des rayons solaires à une certaine température, n'étant pas douteux, il faut cependant bien admettre qu'il existe dans les jeunes pousses et les feuilles deux actions simultanées et inverses, l'une comburante, l'autre réductrice, et que l'accumulation du carbone dans les plantes ne peut s'expliquer que par la prédominance de la seconde sur la première. Mais comme dans les sciences d'observation, il n'est pas permis de s'arrêter à des suppositions aussi fondées qu'elles soient, je devais d'entreprendre de nouvelles recherches pour élucider ce sujet important. Elles ont été faites. Voici d'abord la pensée qui me les a suggérées : si les plantes, comme il est naturel de le conclure d'après les faits relatés, expirent de l'acide carbonique dans le même temps qu'elles le réduisent, elles doivent agir incessamment sur celui qu'elles versent dans une atmosphère limitée pour le réduire. En conséquence, étant placés deux rameaux verts feuillés de la même plante, de même âge et de même poids, dans deux atmosphères égales, l'une garnie d'eau de baryte et l'autre en étant privée, il arrivera que le vase dans lequel le premier aura respiré contiendra plus d'acide carbonique que celui du deuxième, puisque ce gaz doit être fixe en certaine proportion à mesure qu'il est expiré, et échapper ainsi en partie à l'action réductrice des feuilles. Voici les résultats précis, d'après ce mode d'investigation avec l'indication des conditions variées sous lesquelles ils se sont produits. »

Expériences propres à démontrer que l'acide carbonique expiré est réduit pendant le jour à mesure qu'il s'échappe de la plante, alors qu'elle respire dans une atmosphère limitée.

L'auteur prenait, comme il le dit, deux rameaux de chaque plante, de même poids, il plaçait dans l'un de l'eau de baryte, sans en placer dans l'atmosphère du second. Les deux atmosphères étaient de même volume; il constatait à la fin de l'expérience dans chacune des deux atmosphères la quantité d'acide carbonique expiré.

Le 30 juillet, deux rameaux de *kitæbelia vitifolia*, pesant chacun 21 gr., la température étant de 18°, furent placés, l'un dans une atmosphère contenant de l'eau de baryte, l'autre dans une atmosphère n'en contenant pas. L'expérience dura de dix heures du matin à quatre heures du soir; le temps était pluvieux avec quelques rayons de soleil. Dans l'atmosphère ne contenant pas d'eau de baryte, on ne constata pas d'acide carbonique et dans celle qui en contenait on en constata 12 cent. cubes.

Le 1er août, deux rameaux de *fraxinus excelsior*, pesant chacun 15 gr., la température étant 18°, furent placés dans les deux atmosphères différentes; l'expérience dura de onze heures du matin à cinq heures du soir, le temps était sombre, pas de soleil, pluie; dans l'atmosphère ne contenant pas d'eau de baryte on ne constata pas la présence du gaz acide. L'atmosphère contenant de l'eau de baryte en renfermait 6 cent. cubes.

Le 6 août, deux rameaux de *ficus carica*, pesant chacun 30 gr., placés dans les deux atmosphères différentes, la température étant 24°; l'expérience durant de neuf heures du matin à six heures du soir et les appareils ayant eu six heures d'exposition à un très-beau soleil, l'atmosphère ne contenant pas d'eau de baryte renfermait 9 cent. cubes d'acide carbonique, et l'atmosphère contenant de l'eau de baryte en renfermait 24 cent. cubes.

M. Garreau donne encore le résultat de six autres expériences faites à la même époque et dont les résultats furent identiques.

« Ces expériences, faites avec le plus grand soin, démontrent avec toute l'évidence possible que non-seulement l'acide carbonique expiré pendant l'exposition de la plante au soleil, se trouve réduit en grande partie sous l'influence de cet astre, mais qu'il l'est encore à l'ombre, même sous un ciel sombre ; dernière observation que peut expliquer la croissance souvent rapide des plantes, pendant les longues suites de journées sombres et pluvieuses sous le climat de Lille. Je dois ajouter que ces expériences ont été faites dans l'appareil déjà décrit, et que la recherche du gaz acide dans les atmosphères sans eau de baryte, a été faite à l'aide de l'eau de baryte ajoutée par le tube de sûreté, immédiatement après l'échéance du terme fixé pour l'expérience. Est-il besoin de dire que l'acide constaté dans les atmosphères contenant de l'eau baryte ne représente qu'une partie de celui qui a été expiré, ayant été réduit par les feuilles qui présentaient une surface beaucoup plus étendue que celle de l'eau de baryte garnissant le fond du vase ? Une remarque est encore à faire, c'est que les expériences qui ont été exécutées au soleil par une température élevée donnent aussi un chiffre plus élevé en acide carbonique. »

Puis M. Garreau, à la fin de son mémoire, conclut que « les feuilles et les parties vertes des plantes font des inspirations d'oxygène le jour et par des temps sombres; l'oxygène inspiré se transforme dans les conditions précitées en acide carbonique qui est partiellement inspiré. Les feuilles pendant le jour, au soleil et à l'ombre, expirent de l'acide carbonique, et ce gaz est expiré en quantité d'autant plus grande que la température est plus élevée. L'acide trouvé dans les appareils ne représente pas, à beaucoup près, tout celui qui est expiré, la majeure partie étant réduite à mesure de l'expiration. Il existe dans les feuilles à l'ombre et au soleil, deux actions simultanées et inverses, l'une comburante, l'autre réductrice, et c'est à la prédominance de l'effet de la seconde sur celui de la première qu'est due l'accumulation du carbone dans les plantes. En raison de la simultanéité de ces deux actes opposés, on doit considérer le premier comme constituant la respiration des plantes et le second comme faisant partie de fonctions plus spécialement nutritives.»

En Allemagne, M. Traube a exprimé des idées semblables, dans un mémoire qui a paru en 1859, intitulé: *Ueber die respiration*, et dont l'analyse a paru dans le *Bulletin de la Société botanique de France*, en

1859, t. VI, p. 62 et 63. Dans la conclusion du mémoire de ce physiologiste on trouve les phrases suivantes : « Les plantes absorbent de l'oxygène non-seulement pendant la germination, mais encore à toute époque de leur accroissement, même à la lumière solaire. Comme on le sait, l'oxygène absorbé par les plantes à l'obscurité, est toujours absorbé en acide carbonique. Il est incontestable que le même phénomène a lieu à la lumière solaire ; seulement dans ce dernier cas, on ne peut manifester l'acide carbonique produit parce qu'il est immédiatement décomposé par les parties vertes. »

Après la publication des travaux de M. Garreau, des observateurs reprirent ces expériences, et M. Corenwinder a contredit les énoncés de ce savant. M. Corenwinder disait dans son mémoire paru en 1858 et que j'ai déjà cité : « Les végétaux exposés à l'ombre exhalent presque tous dans leur jeunesse une petite quantité d'acide carbonique. Le plus souvent à l'âge adulte cette exhalation cesse d'avoir lieu. » Dans un travail publié dans les *Mémoires de la Société des sciences de Lille* en 1863 et dans les *Annales des sciences naturelles* de 1864, t. I, p. 297, travail qui traite de la respiration nocturne et diurne, ce physiologiste, après l'exposé de ses expériences analytiques, dit : « En résumé, je puis donc aujourd'hui affirmer les trois propositions suivantes qui me semblent désormais à l'abri de toute objection sérieuse,

« 1° Toutes les feuilles jouissent de la propriété d'exhaler de l'acide carbonique pendant la nuit et dans l'obscurité artificielle pendant le jour ;

« 2° Les bourgeons et les jeunes pousses dont les feuilles ne sont pas encore épanouies expirent de l'acide carbonique pendant le jour, que le temps soit sombre ou que le soleil soit éclatant.

« 3° Les feuilles adultes exposées au soleil n'expirent pas d'acide carbonique, puisqu'elles jouissent alors de la propriété de décomposer cet acide, d'assimiler le carbone et d'exhaler l'oxygène. Sous un ciel couvert, au grand jour, elles n'en exhalent pas davantage ; mais quand on les transporte dans un appartement qui n'est éclairé que par des fenêtres latérales, alors elles en laissent dégager en proportion plus ou moins sensible, si elles n'y sont pas exposées directement aux rayons du soleil. »

M. Julius Sachs, auteur allemand, qui adopte la théorie de M. Garreau, n'admet pas cependant, comme étant à l'abri de toute objection, les expériences et les énoncés de ce savant ; il fait observer, en effet, que l'apparence d'un dégagement d'acide carbonique au grand jour, par des branches feuillées introduites dans un récipient, dont le fond était occupé par de l'eau de baryte, tient probablement à ce que ce réactif lui-même a seul déterminé la sortie d'une certaine quantité de gaz acide, qui existait dans les feuilles formé antérieurement et qui sans cela n'en serait sorti que la nuit,

« Les plantes comme les animaux comburent une certaine quantité de matériaux hydrocarbonés avec l'hydrogène dans l'intérieur de leurs tissus, et c'est là la respiration végétale. » Ainsi parlait M. Baillon, professeur de sciences naturelles à la Faculté de médecine de Paris, dans son cours d'organographie végétale professé en 1869. Je suivais exactement ce cours en qualité d'étudiant en médecine. Je recueillais, avec tout le soin possible, les leçons faites par un professeur à qui la science doit tant de travaux remarquables; M. le professeur Baillon apportait à l'appui de son opinion, la production de chaleur par les végétaux, la phosphorescence des végétaux; qu'il me soit permis d'apporter les mêmes preuves que celles qui furent données par un professeur aussi savant, dans ses cours des 18, 21 et 23 juin 1869.

Production de chaleur par les végétaux.

La production de chaleur par les végétaux est incontestable. En 1777 de Lamark avait constaté que le spadice de l'*arum italicum* possède, au moment où la spathe commence à s'épanouir, un degré de chaleur bien supérieur à celui de l'atmosphère. Gmelin et Schwegkest firent plus tard la même observation, et Sénebier fut le premier qui mesura à l'aide du thermomètre la chaleur d'une autre aroïdée, l'*arum maculatum*, dont le maximum atteignit 8°,6 au-dessus de la température de l'air ambiant. Depuis, Hubert constata à l'île Bourbon que le spadice du *colocassia odora*, au moment de l'épanouissement de sa spathe, élevait quelquefois la colonne thermométrique à 25 degrés au-dessus de celui qu'elle marquait avant l'expérience. Il fit cette expérience, car il lui sembla qu'en touchant la spathe avec la main on percevait une sensation de chaleur. M. Schultz, de Berlin, trouva la chaleur du *caladium pinnatifidum* de 5 degrés au-dessus de celle de l'atmosphère ambiante. M. Gœppert vit celle du spadice de l'*arum dracunculus* s'élever à 17°,5 et M. Adolphe Brongniart en 1834 la trouva de 11 degrés plus élevée que la température de la serre, qui renfermait le *colocassia odora* qu'il avait pris pour sujet d'expérience.

Mais la simple constatation du plus haut degré que la chaleur peut atteindre dans le spadice de cette plante ne pouvait suffire à cet habile observateur ; il étudia successivement les phases par lesquelles elle passe pendant plusieurs jours de suite, et découvrit que cette chaleur vitale était soumise à une sorte de fièvre quotidienne qui, dans l'espèce, présenta son paroxysme dans la soirée des quatre premiers jours et dans la matinée des deux derniers.

Cette importante découverte, bientôt confirmée par les recherches de MM. Vanbeck et Bergsma, ne tarda pas à être généralisée entre les mains d'un habile expérimentateur, Dutrochet.

M. Brongniart a constaté en outre que la chaleur du spadice du *colocassia odora* va en augmentant à partir de la base où siégent les fleurs femelles vers son sommet renflé en massue, graduation que M. Dutrochet a constatée depuis dans le spadice de l'*arum maculatum* à l'aide du thermo-multiplicateur.

Dutrochet ne fit pas porter ses expériences seulement sur le spadice des *arum*, il expérimenta également sur les tiges végétales, sur les feuilles, sur les pétales, sur les fruits, sur les racines et même sur les champignons. Le résultat des expériences de Dutrochet fut de lui démontrer que non-seulement les organes colorés avaient une température supérieure à celle du milieu ambiant, mais qu'il en était de même pour les organes verts.

MM. Vanbeck et Bergsma opérèrent sur de grandes quantités d'organes verts, et ils trouvèrent une température supérieure de 1 à 2 degrés à celle du milieu ambiant.

Dutrochet employa dans ses expériences les aiguilles thermo-électriques. Je citerai deux de ses remarquables expériences ; la première sur une jeune tige d'asperge, la seconde sur la tige de l'*euphorbia lathyris.*

1° Dutrochet prit deux asperges, l'une vivante, l'autre privée de vie au moyen de son immersion pendant cinq minutes dans l'eau échauffée à 50°; cette asperge morte était de la même grosseur que l'asperge vivante. Il les plaça chacune à la soudure d'une aiguille thermo-électrique, et il obtint la preuve de l'existence dans la tige vivante d'une chaleur propre qui s'éleva à peu près à un quart de degré. Ces deux tiges, l'une morte, l'autre vivante, étaient toutes deux à l'abri de l'évaporation ; leur similitude de nature et de dimension faisait qu'elles devaient prendre également et en même temps les variations de la température environnante, en sorte qu'il était bien évident que l'excès de chaleur manifesté par la tige vivante indiquait la chaleur qui lui était propre sans cependant la mesurer complétement, puisqu'il devait y avoir absorption d'une partie de cette chaleur par la gazéification de l'oxygène, que la plante formait sous l'influence de la lumière.

Dans un mémoire publié dans les *Annales des sciences naturelles* de 1840, Dutrochet rapporte, sous forme de tableau, l'observation du paroxysme diurne de la chaleur vitale observée dans la tige de l'*euphorbia lathyris* pendant deux jours consécutifs. La tige de cette plante commençait à fleurir, elle avait un centimètre de diamètre au-dessous de l'ombelle, endroit où la soudure de l'aiguille fut enfoncée, la tige était coupée et trempait dans l'eau par sa partie inférieure. L'expérience fut préparée le soir, en sorte que l'équilibre fut bien établi sous le point de vue de la chaleur, entre toutes les dépendances de l'atmosphère ambiante. Lorsque le savant expérimentateur commença ses expériences le lendemain matin, il observa, le 5 juin à une heure de l'après-midi, une différence de 0°,34 entre la température ambiante et celle de l'*euphorbia lathyris*. La température avait été en augmentant depuis six heures du matin jusqu'à une heure, elle décrut ensuite jusqu'à dix heures du soir, heure à laquelle elle se mit en équilibre de température avec l'atmosphère ambiante. Le 6 juin, à une heure de l'après-midi eut encore lieu le paroxysme de la chaleur vitale, mais il n'était plus que de 0°,18 au-dessus de l'atmosphère ambiante; il avait augmenté depuis six heures du matin, et il s'abaissa à partir d'une heure jusqu'à huit heures du soir. Le lendemain, 7 juin, le paroxysme de la chaleur vitale se reproduisit encore, mais d'une manière peu sensible, et le 8 juin la chaleur propre de la plante se trouva tout à fait éteinte.

Dutrochet fait ici la remarque, que ce phénomène de l'extinction assez prompte de la chaleur vitale dans les plantes coupées, dont la vie est entretenue par l'eau dans laquelle plonge leur partie inférieure, s'est constamment offert à lui. « Aussi, dit-il, ai-je eu soin d'employer des plantes enracinées et plantées dans des pots, lorsque j'ai voulu faire des expériences un peu longues sur la chaleur vitale. »

Dans les diverses expériences qui furent faites sur la chaleur vitale des plantes, soit des tiges et des autres organes, soit des fleurs, on reconnut que l'heure du paroxysme de la chaleur vitale n'est pas toujours la même. Dutrochet admit que c'était de huit heures à une heure de l'après-midi qu'avait lieu ce paroxysme ; les expérimentateurs hollandais trouvèrent que c'était de quatre à huit heures du soir.

Les fleurs isolées produisent de la chaleur (*geranium*, *nymphea*); on a souvent observé en elles 2, 3 et même 4 degrés de différence, avec la température ambiante.

L'élévation de température se produit d'une manière évidente lorsqu'on fait germer les graines. On sait en effet que pour la fabrication de la bière, on fait germer de l'orge disposée en couches d'une certaine épaisseur. Une observation aussi ancienne que l'est la fabrication de cette liqueur fermentée a appris que pendant cette germination il se développe une chaleur assez considérable. M. Gœppert a vu la chaleur d'un tas de blé et d'un amas d'avoine, s'élever en treize jours, de 1° à 15° Réaumur (18°,75) au-dessus de la température de l'air environnant. Il a fait des expériences analogues sur les graines de maïs, de lin, de *trifolium repens*, de *spergula arvensis*, de *brassica napus* et de *carum carvi*, et ayant obtenu des résultats analogues, M. Gœppert s'est cru en devoir de conclure, que la chaleur développée dans cette circonstance était une chaleur vitale produite par la seule action organique de la germination.

Les cryptogames ont manifesté, à M. Dutrochet, une chaleur vitale de 0°,45, et c'est le *boletus æreus* qui la lui a manifestée ; c'est la plus forte élévation de température qu'il ait rencontrée dans le règne végétal, abstraction faite de la chaleur bien plus considérable qu'offre le spadice des *arum* pendant la floraison.

Il restait à établir maintenant la relation qui existe entre l'oxygène consommé par les organes végétaux et la chaleur qui se produit. M. Garreau, au mémoire duquel j'ai emprunté l'historique de cette question, a publié dans les *Annales des sciences naturelles*, t. XVI, 1851, p. 250, le résultat de ses expériences et de ses recherches sur les relations qui existent entre l'oxygène consommé par le spadice de l'*arum italicum* en état de paroxysme et la chaleur qui se produit.

« Jusqu'ici, dit M. Garreau, peu de botanistes se sont occupés de la relation qui existe entre cette chaleur et l'air atmosphérique. Hubert avait reconnu que le contact de l'air était indispensable pour qu'elle se manifestât, et qu'elle cessait subitement lorsqu'il enduisait le spadice du *colocassia* d'huile ou de miel. Il s'aperçut aussi qu'il viciait rapidement l'air atmosphérique, puisqu'il asphyxiait de petits oiseaux sous des cloches où le spadice de cette aroïdée avait respiré. Th. de Saussure savait aussi que l'action de l'air sur les plantes ne se borne pas seulement à décarboniser leur fluide primitif en formant de l'acide carbonique, mais qu'il sert encore à produire un dégagement de calorique ; car, dit-il (*Recherches chimiques*, p. 133), ce dégagement est un résultat nécessaire de cette combinaison ; s'il échappe le plus souvent à nos observations, c'est par sa petite quantité et parce qu'il est opposé à l'effet de l'évaporation. Enfin, dans trois publications (*Annales des sciences naturelles*, 1835, 1839, 1840), MM. Vrolick et de Vriesse, confirmant les observations d'Hubert et de M. Adr. Brongniart sur le *colocassia*, crurent reconnaître, en faisant respirer le spadice de cette plante dans le gaz oxygène et dans l'air, que la chaleur dégagée était le résultat d'une sorte de combustion. Ils disent en effet : Nous ne sommes pas éloignés de cette conclusion, car lorsque le dégagement de la chaleur est le plus fort, ce qui arrive vers le milieu du jour, le changement que subit l'air du cylindre est aussi le plus sensible, ainsi qu'il nous a apparu d'une expérience faite tout exprès le 27 juin. »

Tel était l'état de la question lorsque M. Garreau entreprit de nouvelles expériences, qui furent faites les 7, 8 et 9 juin 1851 avec le spadice de l'*arum italicum ;* de celles-ci il fut amené à conclure que la chaleur qui se manifeste dans le spadice de l'*arum italicum* croît avec la quantité d'oxygène que cet organe consomme dans un temps donné.

Phosphorescence des végétaux.

M. Tulasne, aide-naturaliste au Muséum d'histoire naturelle, publiant en 1848, dans les *Annales des sciences naturelles*, t. IX, un mémoire sur la phosphorescence spontanée de l'*agaricus olearius*, D. C., du *rhizomorpha subterranea* et des feuilles mortes du chêne, fait ainsi l'historique de la phosphorescence des végétaux :

« C'est vers le milieu du XVIe siècle que Conrard Gesner, dans le but de satisfaire aux questions de ses amis, se prit le premier à réunir les opinions des anciens sur l'éclat lumineux attribué à certains végétaux ; mais il ne retira pas, ce semble, de ce travail, ni de ses propres observations, la conviction de la réalité du phénomène mis en question. Depuis, la botanique étant entrée dans une voie plus expérimentale, la phosphorescence des plantes a été le sujet de beaucoup de dissertations, que M. Meyen analyse dans son *Traité de physiologie végétale*, et dont M. Schleiden a donné récemment une énumération assez complète. M. Meyen ajoute foi volontiers aux divers phénomènes de phosphorescence végétale, qu'il rapporte sur l'autorité d'autrui, et il donne la garantie de sa propre expérience en racontant la phosphorescence d'une petite oscillatoire incolore qui, sous l'équateur, habite en abondance les eaux de l'Atlantique.

« Mais comme des phénomènes de lumière, chez des végétaux vivants, n'ont été observés jusqu'ici que dans une quinzaine de plantes phanérogames et huit ou neuf végétaux cryptogames ; comme, en outre, ces phénomènes ne se produisent pour plusieurs d'entre ces plantes que dans de rares circonstances, et n'ont pu dès lors avoir pour témoins qu'un très-petit nombre de botanistes, il est arrivé que beaucoup de physiologistes ont révoqué en doute leur réalité ou l'ont restreinte à trois ou quatre espèces seulement.

« Ainsi M. Link affirme qu'aucune des *plantæ lunariæ* citées par Gesner ne possède de propriétés lumineuses ; que malgré l'autorité de la fille de Linné, de Waggren, et de Crome, les fleurs de la capucine ne jettent point de lueurs phosphoriques ; il doute enfin qu'aucune des plantes phanérogames de notre pays jouisse réellement de la propriété de brûler dans les ténèbres : *Plantas phanerogamas nostrates noctu lucere dubium est.* (Link, *El. ph. bot.*, t. II, p. 334, édition II.)

« M. Schleiden partage le même scepticisme... M. Unger, dans son ouvrage très-récent, ne craint point d'indiquer comme phosphorescentes les mêmes plantes phanérogames que déjà la physiologie de M. Meyen avait énumérées.

« ... Tous les physiologistes paraissent s'accorder à reconnaître les propriétés lumineuses de quelques végétaux. M. Treviranus proposerait même d'expliquer la phosphorescence du bois luisant par la présence d'une matière fongique. »

M. Tulasne énumère ensuite dans son mémoire les divers champignons phosphorescents, parle de ses observations particulières, de celles d'autres professeurs, non-seulement sur des champignons, mais encore sur les végétaux phanérogames vivants ou morts.

L'opinion de M. Tulasne est que la phosphorescence est due à une absoption d'oxygène et à un dégagement d'acide carbonique, et qu'elle est une conséquence de la respiration végétale.

M. Meyen, dans son *Traité de physiologie végétale*, t. II, p. 196 et 197, tient pour certain que la phosphorescence des plantes vivantes et celle du bois altéré sont dues à la même cause et que le premier de ces phénomènes, comme celui de la chaleur dans les fleur, est une conséquence de la respiration végétale.

Il serait à souhaiter, dit M. Tulasne, en terminant son mémoire, tant pour l'éclaircissement de ces questions que pour l'histoire particulière de l'*agaricus olearius*, qu'un jour quelque expérimentateur vînt à rechercher si pendant sa phosphorence il expire proportionnellement plus d'acide carbonique que lorsqu'il est ténébreux, et s'il manifeste alors une élévation de température; un double résultat affirmatif serait peut-être obtenu, puisque l'éclat lumineux du champignon coïncide toujours avec l'époque de sa végétation la plus active et s'il était réellement constaté, ce résultat s'accorderait bien avec la manière dont nous concevons la phosphorescence chez les êtres organisés.

Le souhait de M. Tulasne a été réalisé. M. Fabre, docteur ès sciences, a entrepris des recherches sur la cause de la phosphorescence de l'Agaric de l'olivier, et je citerai les conclusions auxquelles est arrivé M. Fabre :

1° L'Agaric de l'olivier est phosphorescent aussi bien pendant le jour que pendant la nuit.

2° L'exposition à la lumière solaire est sans influence sensible sur l'agaric de l'olivier.

3° L'état hygrométrique de l'atmosphère n'influe point sur la phosphorescence.

4° La chaleur, tant qu'on ne sort pas de certaines limites, ne modifie point l'éclat de la phosphorescence.

5° En deçà comme au delà de 2 à 50 degrés, la phosphorescence de l'agaric cesse parce que la vie cesse elle-même.

6° La phosphorescence est la même dans l'eau aérée qu'à l'air libre, mais elle n'a pas lieu dans de l'eau privée d'air par l'ébullition.

7° La phosphorescence s'éteint dans le vide et dans les gaz irrespirables.

8° Dans l'oxygène pur, la phosphorescence n'est pas avivée, mais elle reste semblable à ce qu'elle est dans l'air libre. Si elle y devenait moins intense, si elle s'y éteignait complétement, nous n'aurions pas même le droit de ne pas la regarder comme l'effet d'une oxydation.

9° Lorsqu'il est phosphorescent, l'agaric de l'olivier expire proportionnellement plus d'acide carbonique que lorsqu'il est obscur.

10° L'Agaric phosphorescent ne produit pas une élévation de température appréciable au thermomètre.

Donc il paraît prouver avec toute l'évidence désirable que la phosphorescence de ce champignon reconnaît uniquement pour cause une oxydation plus énergique pendant la période lumineuse qu'à toute autre époque..... Cette phosphorescence est l'effet du travail respiratoire de l'agaric et reconnaît la même cause que la chaleur dégagée au moment de l'anthèse par certaines parties de la fleur des phanérogames, et principalement des aroïdées.

De tous ces faits, de toutes ces expériences, de la chaleur produite par les végétaux, de la phosphorescence des végétaux M. Baillon conclut en disant :

« La conséquence de ces faits est facile à déterminer : la respiration de tous les êtres organisés est une destruction ; que les phénomènes se passent ou dans un tissu pulmonaire ou dans un tissu vasculaire, la respiration doit être semblable à elle-même dans les animaux et les végétaux, dans la lumière comme dans l'obscurité. Seulement comme les animaux supérieurs ont beaucoup plus de force à dépenser pour le mouvement et la chaleur que les animaux inférieurs, ces phénomènes doivent être moins intenses, la combustion doit être moins vive avec les animaux inférieurs et les végétaux. De sorte que les uns et les autres produisent de l'acide carbonique, mais les plantes n'accomplissent cette action qu'avec beaucoup de lenteur. Pendant que les plantes vicient l'air, elles possèdent un corps qui se comporte comme un agent réducteur ; cette substance est la chlorophylle. Elle agit chimiquement, elle prend des corps tels que l'acide carbonique et les décompose en carbone et en oxygène et revivifie l'air.

« Si l'on appelle assimilation la fonction par laquelle les matériaux inorganiques sont transformés en matière organique, l'action de la chlorophylle est un phénomène d'assimilation. Les deux phénomènes peuvent se produire simultanément..... »

Ailleurs M. le professeur dit : « On appellera ce phénomène de combustion par l'hydrogène des matériaux hydrocarbonés, qui a pour conséquence la production d'une certaine quantité d'acide carbonique, d'eau et de chaleur, la respiration des végétaux. On peut comparer cette respiration des plantes à la respiration des animaux à température dite variable. »

« Dans un certain nombre d'ouvrages, on trouve qu'il est bon d'avoir des plantes chez soi pour purifier l'air. Cette assertion est fausse, c'est le contraire qui se produit, car les plantes vicient l'air en dégageant de l'acide carbonique. »

Il me semble qu'après les autorités que je viens de citer je n'ai rien à ajouter pour que l'on puisse juger la question.

II. RESPIRATION GÉNÉRALE.

SES CARACTÈRES.

Jusqu'ici je ne me suis occupé que d'une partie de la respiration végétale, respiration qui s'opère dans les organes verts, ou organes pourvus de chlorophylle. Mais les autres organes respirent, ils respirent d'une façon identique à celle que je viens de décrire et que M. Baillon comparait si bien à la respiration des animaux dits à température variable ; et d'une manière inverse du mode respiratoire que j'ai décrit en premier lieu, mode respiratoire qui a encore pour défenseurs un grand nombre de physiologistes modernes.

Si je n'avais dû opposer la seconde manière de voir à la première, je devrais m'en occuper en premier lieu dans cette partie de ma thèse qui a pour titre respiration générale ; car les autres parties de la plante respirent d'une façon identique. Ce fait est admis par tous les physiologistes. Donc les explications que je viens de donner sur ce sujet, sur le mode respiratoire des végétaux comparé au mode respiratoire des animaux, me dispense d'entrer dans de nouveaux détails préliminaires sur la respiration générale des plantes, et je décris immédiatement la respiration des organes sans chlorophylle.

Respiration des organes sans chlorophylle.

1° *Fleurs.* — La respiration des fleurs est très-énergique. Ce sont les organes de la respiration végétale, qui absorbent le plus d'oxygène et dégagent le plus d'acide carbonique ; les étamines sont dans la fleur les organes qui ont la respiration la plus active. Th. de Saussure a lu à la Société de physique et d'histoire naturelle de Genève, le 11 juillet 1822, un mémoire ayant pour titre : *De l'action des fleurs sur l'air et de leur chaleur propre.* Les principales observations contenues dans son mémoire sont rapportées dans le t. XXI des *Annales de chimie et de physique*, publiées en 1822, p. 279 et suiv.

Les expériences de de Saussure duraient 24 heures. La quantité du gaz oxygène détruit était plus grande dans les 12 premières heures que dans les suivantes. Tous les résultats de ces expériences ont été obtenus à l'abri de l'action directe du soleil, et à une température comprise entre 18 et 25 degrés. La quantité de gaz oxygène détruite par les fleurs était plus grande au soleil qu'à l'ombre : l'élévation de température augmentait cette destruction. Les expériences ont porté sur des fleurs entièrement développées et dans toute leur vigueur.

Voici les résultats de ces expériences :

Une fleur de giroflée simple (*matthiola incana*, R. Br) a absorbé en 24 heures, 11 fois son volume d'oxygène, une fleur double de giroflée n'en a pris que 7,7 fois son volume, et pendant ces 24 heures les organes reproducteurs de la première avaient pris 11 fois leur volume d'oxygène. Après 24 heures de séjour à l'obscurité, des feuilles de la même plante n'avaient pris que 4 fois leur volume de ce gaz.

Une fleur simple de capucine (*tropæolum majus*, L.) prit 8,5 et une fleur double 7,25 fois son volume d'oxygène, tandis que les organes sexuels de la première en avaient absorbé 16,3 fois et les feuilles 8,3 fois leur volume.

Une ombelle de *daucus carotta* absorbe 8,8 et ses feuilles 7,3 fois leur volume d'oxygène.

La fleur du *passiflora serratifolia* prit 18,5 fois son volume d'oxygène et ses feuilles 5,25 fois leur volume.

Une fleur mâle de *cucurbita melo-pepo* ayant pris 12 fois son volume d'oxygène en 24 heures et ses étamines 16 fois en 10 heures, une fleur femelle en absorba seulement 3,5 fois son volume en 24 heures, les feuilles tenues à l'obscurité opérèrent une absorption de 6,7 fois leur volume d'oxygène en 24 heures.

Le *lilium candidum :* fleurs 5 fois leur volume; feuilles 2,5 fois leur volume.

Le *typha latifolia*, massette (chatons mâle et femelle), les fleurs absorbèrent 9,8 fois leur volume d'oxygène, les feuilles 4,25 fois.

Le *Fagus castanea*, châtaignier (chaton mâle), les fleurs absorbèrent 9 fois 1 leur volume d'oxygène; les feuilles 8,1.

L'*hibiscus speciosus*, les fleurs absorbèrent 8,7 fois leur volume d'oxygène, les feuilles 5,1.

L'*hypericum perforatum* (millepertuis), les fleurs absorbèrent 7,5 fois leur volume d'oxygène, les feuilles 7,3.

On remarque, d'après ces exemples, que dans cette forte consommation d'oxygène que font les fleurs, les étamines entrent pour une forte part; car les fleurs doubles de *matthiola incana* et de *tropæolum majus*, étant dépourvues de ces organes, absorbent moins de ce gaz que les fleurs simples, puis les fleurs unisexuées, mâles, de *cucurbita melopepo*, dépassent beaucoup en absorption les fleurs femelles dont le gynécée absorbe assez peu de gaz oxygène.

Les fleurs dégagent d'autant plus d'acide carbonique qu'elles absorbent plus d'oxygène, ce qui rend bien compte, en y joignant l'effet dû à la volatilisation de leurs essences, des accidents qu'elles occasionnent fréquemment dans les lieux d'habitation fermés et peu étendus, où l'on en réunit une grande quantité.

2° *Bourgeons.* — Des expériences faites par M. Garreau sur des bourgeons près de s'ouvrir, ou du moins dont les feuilles ne sont pas tout à fait sorties, lui ont montré que ces bourgeons sont le siége d'un dégagement abondant d'acide carbonique, dégagement amené comme toujours par une absorption correspondante et préliminaire d'oxygène.

M. Garreau fit ses expériences sur des bourgeons cueillis parmi les plus beaux, en ménageant à leur base un faible disque du rameau qui les portait. Ces bourgeons étaient réunis en un petit faisceau, de telle manière que les petites portions de mérithalle ménagées à leur base formassent un plan qui pût les amener à plonger toutes dans l'eau contenue dans un petit godet, sans immerger aucune partie du bourgeon. Ces précautions prises, le petit appareil était placé sous une cloche graduée, enduite intérieurement d'une solution concentrée de potasse caustique, destinée à fixer l'acide carbonique à mesure de sa formation. La cloche reposait sur une soucoupe garnie d'eau, placée derrière une fenêtre donnant le jour à une chambre dont la température était maintenue de 15 à 16 degrés centigrades pendant les vingt-quatre heures que durait l'expérience. Les bourgeons placés dans ces conditions ne souffraient nullement, et pendant le temps qu'ils passaient sous l'appareil, on les voyait épanouir leurs petites écailles, et les plus précoces comme ceux du *ribes*, des *tilia*, des *staphylea*, etc., doubler l'étendue de leurs petites feuilles sous-squammaires.

La diminution du volume de l'atmosphère était notée séparément, le jour et la nuit ; la température restant la même, cette diminution, à part la différence de niveau, qui a été négligée comme insignifiante, exprimait, à très-peu de chose près, le volume de l'acide expiré : car M. Garreau avait eu soin par deux expériences préalables de constater que les bourgeons ne condensent que des quantités insignifiantes d'air atmosphérique.

L'expérience terminée, ces petits organes étaient séparés de la petite portion du mérithalle qui les supportait, pesés à l'état frais, soumis à la dessiccation pendant douze heures à une température de 110 degrés centigrades, puis pesés secs.

On peut voir par les résultats qui suivent que les bourgeons, à égalité de temps et de température, consument en moyenne une fois plus de carbone que les feuilles entièrement développées. Aussi est-ce dans ces parties et dans leur voisinage que M. Dutrochet a pu constater de la manière la plus marquée, la chaleur propre des plantes, et généraliser la découverte de leur paroxysme, faite par M. Ad. Brongniart.

1° 12 bourgeons de lilas (*syringa vulgaris* L), pesant 9gr,0 à l'état frais, et 2gr,0, à l'état sec, ont dégagé 70 cent. cubes d'acide carbonique, dont 18 cent. cubes avaient été produits pendant le jour. Ces bourgeons ont étalé leurs petites feuilles pendant l'expérience.

2° 5 bourgeons d'*æschulus macrostachya*, pesant 7gr,0 à l'état frais, et 0gr,85 à l'état sec, ont dégagé 45 cent. cubes d'acide carbonique, dont 12 cent. cubes avaient été produits pendant le jour. Feuilles étalées avant leur introduction dans l'appareil.

3° 10 bourgeons d'*evonymus latifolius*, pesant 5gr,6 à l'état frais et 1gr,15 à l'état sec, ont dégagé 44 cent. cubes d'acide carbonique, dont 14 expirés pendant le jour. Les écailles étaient encore imbriquées après l'expérience.

4° 11 bourgeons de *pavia rubra*, pesant 9 gr. frais, 1gr,45 secs, ont expiré 55 cent. cubes d'acide carbonique, dont 13 cent. cubes pendant le jour. Écailles encore imbriquées après l'expérience.

5° 14 bourgeons de *staphylea pinnata*, pesant 6gr,5 frais, 0gr,90 secs ont expiré 52 cent. cubes d'acide carbonique dont 15 cent. cubes expirés pendant le jour. Les bourgeons étaient épanouis au sommet.

6° *Lonicera alpigena*, 15 bourgeons pesanf 5gr,3 frais, 1 gr. secs, ont expiré 49 cent. cubes d'acide carbonique, dont 15 cent. cubes le jour.

7° 23 bourgeons de *corylus avellana*, pesant frais 5gr,6 et 1gr,50 secs, ont expiré 58 cent. cubes d'acide carbonique dont 18 cent. cubes expirés pendant le jour. Bourgeons à demi épanouis.

8° 3 bourgeons de *tilia europea*, pesant 4 gr. frais, 0gr,70 secs, ont expiré 46 cent. cubes d'acide carbonique, dont 24 cent. cubes expirés pendant le jour. Les feuilles commençaient à sortir des écailles.

La température de ces expériences resta toujours 15 degrés.

En comparant les chiffres qui donnent le poids des bourgeons à l'état frais, à l'état sec et la quantité d'acide carbonique expirée, on voit que les bourgeons expirent à l'état frais, huit fois leur volume ou environ, d'acide carbonique, dans les vingt-quatre heures ; et que séchés à 110 degrés, l'acide carbonique expiré est au volume de leurs matériaux solides comme 40 est à 1. (Garreau, *Annales des sciences naturelles*, 1851, t. XVI, p. 271 et suiv.)

M. Garreau conclut de toutes ces expériences que les bourgeons en respirant consomment plus de carbone que les feuilles, et que l'acide expiré est d'autant plus abondant que ces parties à égalité de poids, contiennent plus de matières protéiques.

3° *Embryons en voie de germination.* — Les graines et particulièrement en elles l'embryon en germination dégagent de l'acide carbonique. Vers 1777, Schéèle reconnut que des pois en voie de germination dans du gaz oxygène, faisaient disparaître une certaine quantité de ce gaz et que la quantité de ce gaz absorbé était remplacée par de l'acide carbonique. Des faits analogues furent observés par Rollo pour l'orge (*Annales de chimie*, t. XXV, p. 37). Sénebier, Huber, Ellis, étudièrent le rôle de l'oxygène dans la germination. Rollo pensait qu'une partie de l'oxygène absorbé par la graine était fixé par elle, et servait pour le reste à former avec le carbone de la graine, de l'acide carbonique. Th de Saussure fit des expériences remarquables, et le résultat de ses travaux et de ses analyses a jeté beaucoup de jour sur la quantité d'oxygène absorbée pendant la germination par l'embryon, sur la quantité d'oxygène fixée et sur la quantité d'acide carbonique produite.

Ce célèbre chimiste a établi : 1° que lorsqu'on met germer une graine dans du gaz oxygène, il disparaît et il est remplacé en même temps par du gaz acide carbonique.

2° Que les graines germant dans l'air atmosphérique offrent des variations notables dans la proportion entre l'oxygène absorbé et l'acide carbonique émis ; ce fait a lieu d'abord pour chaque espèce de plantes et aussi pour la même graine aux différentes phases de la germination; comme exemple de graines qui ont remplacé l'oxygène absorbé par une quantité égale d'acide carbonique, on peut citer : le seigle et le froment. Pour celui ci dans un cas 21 graines ont absorbé

2,42 d'oxygène et produit 2,47 d'acide carbonique. Une autre fois un plus grand nombre de grains ont substitué 12 cent. cubes 42 d'acide carbonique à 12 d'oxygène. On peut au contraire indiquer le haricot comme ayant exhalé plus d'acide carbonique qu'il n'avait absorbé d'oxygène, puisque 3 graines de cette espèce ont substitué 9 cent. cubes d'acide carbonique à 8 cent. cub. 98 d'oxygène pris par elles. Enfin, parmi les espèces dont les graines absorbent plus d'oxygène qu'elles ne dégagent d'acide carbonique, on peut citer la fève dont 4 graines n'ont produit que 11 cent. cubes 27 du dernier, après avoir pris 11 cent. cub. 91 du premier gaz.

En second lieu, aux différentes phases d'une même germination l'absorption et l'exhalation vont en croissant graduellement. C'est ainsi que 4 graines de lupin blanc, après avoir pendant les premières vingt-quatre heures absorbé 3 cent. cub. 4 d'oxygène et rejeté 4 cent. cubes 28 d'acide carbonique, ont pris pendant la deuxième période de vingt-quatre heures 6 cent. cubes d'oxygène et ont exhalé 5 cent. cubes 88 d'acide carbonique; elles ont finalement absorbé 10 cent. cubes 68 d'oxygène, pour produire 8 cent. cubes 54 d'acide carbonique pendant la troisième période de vingt-quatre heures. On voit d'après ces chiffres que le rapport entre l'absorption et l'exhalation a changé en même temps, puisque d'abord la graine prenait, pour germer, plus d'oxygène qu'elle ne donnait de gaz acide, tandis que c'est l'inverse qui a lieu dès le second jour.

4° *Tiges ligneuses et racines.* — Les tiges ligneuses sans feuilles, d'après les expériences de Th. de Saussure (*Recherches chimiques*) vicient l'air soit au soleil, soit à l'ombre, sans changer (au volume de la tige près) le volume de cette atmosphère. Elles remplacent constamment le gaz oxygène, qu'elles font disparaître par un volume égal d'acide carbonique. Elles ne s'assimilent donc point d'oxygène.

5° *Phanérogames sans chlorophylle.* — Il existe un certain nombre de végétaux phanérogames, tous plus ou moins parasites, dont les feuilles sont converties en écailles, et dont toutes les parties, vertes dans les autres végétaux, manquent de cette couleur et par conséquent sont dépourvues de chlorophylle. Pour en citer des exemples, je prendrai les orobranches, monotropa, le cytinus. Ces plantes ne décomposent point d'acide carbonique au soleil, leur respiration a lieu en exhalant une certaine quantité de ce gaz. Lorsque ces végétaux recoivent les rayons solaires, plus leur température est élevée, plus ils dégagent d'acide carbonique.

Il serait assez difficile, si l'on ne faisait attention au parasitisme de ces plantes, d'expliquer d'après ces faits, leur nutrition. M. Lory a constaté expérimentalement ces propriétés remarquables. Ce savant a examiné sous ce point de vue :

L'orobanche *teucrii*, Holl et Schultz : parasite sur le *teucrium chamœdrys*.

L'orobanche *galii*, Duby : sur le *galium mollugo.*

L'orobanche *major*, L. : sur la *centaurea scabiosa.*

L'orobanche *brachysepala*, Schultz : sur le *peucedanum cervaria.*

L'orobanche *cruenta*, Bert. : sur le *genista tinctoria.*

Le *lathræa squammaria*, L. : sur les racines du charme.

Le *neottia nidus avis*, Richard, a fait aussi l'objet de quelques observations.

Je citerai deux des expériences faites par M. Lory, pour montrer la différence qui existe entre ces plantes et celles qui contiennent de la chlorophylle.

1° J'ai pris, dit-il (thèse de 1847, observations sur la respiration et la structure des orobranches), deux parts de même poids, 7gr,5, l'une d'*orobanche teucrii* en fleurs non encore épanouies, l'autre de tiges feuillées de *teucrium chamœdrys;* elles ont été placées dans deux ballons égaux, de 220 cent. cubes remplis d'un mélange de 6 volumes d'air et de 1 d'acide carbonique, et exposées à la lumière de neuf heures du matin à trois heures du soir le lendemain, dans un lieu où elles recevaient le soleil l'après-midi. Au bout de ce temps, le gaz où était placé le *teucrium* ne renfermait plus trace d'acide carbonique, tandis que celui où était placé l'orobanche donnait à l'analyse :

Azote.	100
Oxygène.	9,35
Acide carbonique.	37,75

D'où l'on voit que la proportion de l'acide carbonique avait considérablement augmenté, sensiblement de toute la quantité dont l'oxygène avait diminué.

2° Trois pieds fleuris de l'orobanche *teucrii* pesant 9gr,7 et portant 15 fleurs ont été mis dans 750 cent. cubes d'air ordinaire, le 22 juin pendant l'après-midi. Ils recevaient la lumière solaire. Durée de l'expérience trente-trois heures ; au bout de ce temps le gaz qui remplissait le ballon contenait :

5,5	acide carbonique.	100,00
15,0	oxygène.	
79,5	azote	

Ainsi l'acide carbonique produit avait, dans cette dernière expérience, remplacé l'oxygène inspiré.

M. Chatin expérimentant sur le *cytinus hypocistis*, et ayant 22 cent. cubes de cette plante, a recueilli en douze heures au soleil 30 cent. cubes d'acide carbonique.

6° *Champignons.* — Ces végétaux cryptogames sont dépourvus de chlorophylle, et ils respirent de la même manière que les végétaux phanérogames dans lesquels manque cette substance.

Grischow a fait sur la respiration des cryptogames des expériences variées. Il plaça diverses espèces de champignons dans des quantités d'air déterminées et privées d'acide carbonique, et il constata que ces champignons n'augmentèrent pas le volume du gaz et en diminuèrent sensiblement la quantité d'oxygène ; même quelquefois ces végétaux enlevèrent complétement l'oxygène et le remplacèrent par une quantité égale ou supérieure d'acide carbonique. Les expériences de Grischow sont consignées dans un travail intitulé : *Recherches physico-chimiques sur la respiration des plantes et leur influence sur l'air atmosphérique* publié en 1819 à Leipzig, p. 160 à 163.

Dans un mémoire publié dans le *Journal de chimie et d'histoire naturelle sur la respiration des plantes*, vol. XLVII, p. 299, paru en 1798 (vendémiaire an VII), il est dit que Fréd. Alex. Humboldt a reconnu que l'*agaricus deliciosus*, l'*agaricus campestris*, l'*agaricus imperialis*, les *elvelles* dégagent de l'hydrogène. Mais Grischow indique avec doute et seulement dans un cas, la présence de traces de ce gaz, dans l'air où avait été faite l'expérience sur l'*amanita muscaria*. Ce fait anormal de production de gaz hydrogène par les cryptogames, ne semble donc pas établi.

Les observations de M. Pasteur montrent que les mucédinées ne diffèrent pas, quant à leur respiration, des champignons plus élevés en organisation et plus volumineux.

7° *Fruits.* — Les fruits respirent comme les autres parties des végétaux, mais leur respiration doit être signalée comme offrant cette particularité remarquable, qu'ils respirent d'une manière différente, aux différentes époques de leur développement. Bérard, dans les *Annales de physique et de chimie*, t. XVI, p. 152, a publié sur la maturation des fruits un mémoire dans lequel il s'est principalement occupé à déterminer leur influence sur l'atmosphère.

Ses observations ont été faites avec le plus grand soin. Dans le compte rendu qu'il en donne, il décrit ses procédés et ses résultats avec de grands détails; ses expériences ont été variées à l'infini, et il arrive à ce résultat remarquable, c'est que les fruits verts à aucune époque de leur croissance ne se comportent comme les feuilles au soleil, qu'ils ne décomposent pas le gaz acide carbonique, qu'ils ne dégagent point de gaz oxygène, et que l'unique action qu'ils exercent sur l'atmosphère dans toutes les périodes de leur végétation est de transformer son oxygène en acide carbonique; il est même porté à croire, qu'en temps égal, les fruits verts font disparaître plus d'oxygène au soleil qu'à l'ombre.

Th. de Saussure, dans son mémoire qui a pour titre: *De l'influence des fruits verts sur l'air avant leur maturité*, lu à la Société de physique et d'histoire naturelle de Genève le 7 septembre 1821, et publié dans le tome Ier (1821) des mémoires de cette Société, dit qu'il est arrivé à des résultats contraires à ceux de Bérard. Il donne le récit détaillé de ses expériences qui ont été faites avec un soin minutieux, et il dit en concluant:

« Les observations que je viens d'exposer conduisent aux résultats suivants :

« Les fruits verts ont sur l'air, au soleil et à l'obscurité, la même influence que les feuilles : leur action ne diffère que par l'intensité qui est plus grande dans ces dernières.

« Ils font disparaître pendant la nuit le gaz oxygène de leur atmosphère et le remplacent par du gaz acide carbonique qu'ils absorbent en partie: cette absorption est ordinairement moins grande à l'air libre que sous un récipient.

« Ils consument à volume égal plus d'oxygène à l'obscurité, lorsqu'ils sont éloignés de leur maturité que lorsqu'ils en sont rapprochés.

« Dans leur exposition au soleil, ils dégagent en tout ou en partie l'acide carbonique qu'ils ont inspiré pendant la nuit et ne laissent aucune trace de cet acide dans leur atmosphère. Plusieurs fruits détachés de la plante ajoutent ainsi du gaz oxygène à de l'air qui ne contenait point d'acide carbonique. Lorsque leur végétation est très-faible ou très-languissante, ils corrompent l'air dans toutes les circonstances, mais moins au soleil qu'à l'obscurité.

« Les fruits restant détachés de la plante et exposés à l'action successive de la nuit et du soleil, ne le changent que peu ou point en pureté ou en volume; les légères variations qu'on observe à cet égard dépendent, soit de la faculté plus ou moins grande qu'ils ont d'élaborer l'acide carbonique, soit de leur composition qui se modifie suivant leur maturité. Ainsi les raisins en état de verjus paraissent s'assimiler en petite quantité l'oxygène de l'acide carbonique qu'ils forment dans l'air où ils végètent jour et nuit, tandis que les raisins à peu près murs reprennent en totalité pendant le jour l'oxygène de l'acide qu'ils ont produit à l'obscurité. S'il n'y a point d'illusion dans ce résultat, qui a été faible mais constant dans toutes mes expériences, il signale le passage de l'état acide à l'état sucré, en indiquant que l'acide du verjus tient à la fixation du gaz oxygène atmosphérique, et que cette acidité disparaît lorsque le fruit ne puise que du carbone dans l'air ou dans l'acide carbonique.

« Les fruits verts décomposent en tout ou en partie non-seulement l'acide carbonique qu'ils ont produit pendant la nuit, mais en outre celui qu'on ajoute artificiellement à leur atmosphère. Quand on fait cette dernière expérience avec des fruits qui sont aqueux, et qui tels que les pommes et les raisins n'élaborent que lentement le gaz acide, on voit qu'ils absorbent au soleil une portion de gaz beaucoup plus grande que ne pourrait le faire un même volume d'eau dans un semblable mélange ; ils dégagent dès lors l'oxygène de l'acide absorbé et paraissent ainsi l'élaborer dans leur intérieur. Leur faculté de décomposer l'acide carbonique s'affaiblit aux approches de la maturité et finit par disparaître. »

Respiration dans des atmosphères sans oxygène.

Th. de Saussure, dans un ouvrage que j'ai déjà bien des fois eu l'occasion de citer (*Recherches chimiques*), consacre un chapitre à cette question et d'après lui :

« Les plantes pourvues de leurs parties vertes paraissent seules pouvoir végéter dans des milieux dépourvus de gaz oxygène, parce qu'elles y répandent ce gaz. Lorsqu'on le leur enlève à mesure qu'elles le forment, on arrête leur développement. La quantité d'oxygène que quelques-unes requièrent pour se développer est inappréciable.

« Les plantes n'absorbent point le gaz azote ; elles n'absorbent pas non plus le gaz hydrogène. Elles diminuent un peu par la quantité de ce dernier, mais cette diminution tient à ce que le gaz hydrogène décompose le gaz acide formé par la plante, le résultat de cette décomposition est de l'eau et du gaz oxyde de carbone.

« Les parties vertes laissent moins de gaz oxygène dans le gaz hydrogène que dans le gaz azote.

« Les plantes qui végètent dans le gaz oxyde de carbone au soleil ne le décomposent point ; elles y ajoutent du gaz oxygène.

« Les plantes vertes végètent dans le vide de la machine pneumatique, comme dans le gaz azote, pourvu que l'expérience se fasse à l'abri de l'action directe des rayons solaires. »

MM. J. H. et G. Gladstone, dans un article publié dans le *Philosophical Magazine*, en septembre 1851, et intitulé : *On the Growth of plants in various gases* (De la croissance des plantes dans des gaz variés), p. 215 à 221, rapportent avoir vu des plantes rester vertes et en bonne santé pendant quinze jours dans l'hydrogène pur, pendant près de trois semaines dans l'azote, même pendant quatre semaines dans l'oxyde de carbone pur. Observations en rapport avec les expériences de Théodore de Saussure.

Expiration d'oxyde de carbone.

Je ne veux point passer sous silence une question soulevée en 1861 par M. Boussingault, et de laquelle ce savant avait tiré de graves conclusions : je veux parler de l'expiration d'oxyde de carbone par les végétaux.

Dans un premier mémoire de M. Boussingault, lu à l'Académie des sciences dans la séance du lundi 18 novembre 1861, ce savant indiquait que ses expériences sur la nature des gaz produits pendant la décomposition de l'acide carbonique par les feuilles exposées à la lumière solaire, l'avaient conduit à un résultat curieux et tout à fait inattendu. Selon cet illustre savant, les organes verts des végétaux pouvaient rejeter dans l'atmosphère une quantité faible sans doute, mais cependant appréciable à l'analyse de gaz oxyde de carbone. Or, chacun sait que le gaz oxyde de carbone est un gaz éminemment toxique. M. Boussingault avait opéré en grande partie sur des plantes aquatiques, sur des plantes de marais, et dans le résumé qui termine son mémoire, M. Boussingault dit : « N'est-il pas permis d'entrevoir dans l'émanation de ce gaz pernicieux, l'une des causes de l'insalubrité des contrées marécageuses? »

Notre éminent chimiste et physiologiste avait toutefois présenté comme général le résultat de ses recherches, c'est-à-dire qu'il pensait que l'oxyde de carbone était exhalé par d'autres végétaux que les plantes marécageuses; bien plus, ce savant avait trouvé toujours mélangé à l'oxyde de carbone le gaz hydrogène protocarboné.

Voici le tableau qu'il donne dans son mémoire et qui représente d'un seul coup d'œil les résultats de ses expériences. Ce résumé porte la quantité des gaz combustibles qu'il a obtenus :

Pin maritime.	1[cc],12
Plantes aquatiques.	0 ,87
Laurier rose.	0 ,38
Pêcher.	0 ,70
Saule.	0 ,84
Lilas.	0 ,44

Ces nombres sont donnés relativement à 100 d'oxygène dégagé.

Mais en 1863, dans une lettre adressée à M. Chevreul et publiée dans les *Comptes rendus de l'Académie des sciences* du 24 août 1863 M. Boussingault modifie ce qu'il avait dit en 1861, en ce sens que le dégagement d'oxyde de carbone par les plantes serait une conséquence de leur submersion. « Je crois être arrivé, dit M. Boussingault, à cette conclusion que les feuilles, je puis même dire les branches, en fonctionnant dans des conditions aussi semblables que possible aux conditions normales, émettent de l'oxygène qui ne présente pas d'indice du gaz combustible que j'ai constamment trouvé dans l'oxygène des plantes submergées, fonctionnant dans les appareils que j'ai décrits. »

M. Cloez fit après M. Boussingault des recherches sur la nature des gaz produits par les plantes submergées sous l'influence de la lumière. Les résultats obtenus par ce savant furent lus à l'Académie avant la lettre de M. Boussingault à M. Chevreul; ils furent lus par M. Chevreul le 10 août 1863. Les résultats des expériences de M. Cloez sont négatifs pour la production du gaz oxyde de carbone en même temps que l'oxygène par les plantes aquatiques.

Ce savant dit que les résidus gazeux ne contiennent pas de traces de gaz combustible.

Ainsi rien n'est moins prouvé jusqu'à ce jour que le dégagement de gaz oxyde de carbone par les plantes végétant dans les conditions normales.

Je termine ici ce travail qui, je l'espère, résume les travaux principaux dont la respiration végétale a été l'objet dans ce siècle.

Je ne crois pas devoir parler d'un mémoire de M. Cailletet sur l'influence des divers rayons colorés sur la décomposition de l'acide carbonique par les plantes, lu à l'Académie des sciences par M. Sainte-Claire-Deville; je crois que ce serait sortir de mon sujet.

Vu : BAUDRIMONT.

Vu : bon à imprimer
Le Directeur,
BUSSY.

Permis d'imprimer.
Le Vice-recteur de l'Académie de Paris,
A. MOURIER.

1418— Paris — Imprimerie Cusset et Cᵉ, 26, rue Racine.

PARIS. — IMPRIMERIE CUSSET ET Ce,
Rue Racine, 26.

www.ingramcontent.com/pod-product-compliance
Ingram Content Group UK Ltd.
Pitfield, Milton Keynes, MK11 3LW, UK
UKHW020212200726
13856UKWH00004B/1333